DAS HEILBAD

WIESBADEN

DEN HEILUNGSUCHENDEN KRANKEN,
DEN FREUNDEN UND GÄSTEN DES BADES

GEWIDMET VOM

MAGISTRAT DER STADT WIESBADEN

Springer-Verlag Berlin Heidelberg GmbH

1922

ISBN 978-3-642-90611-4   ISBN 978-3-642-92469-9 (eBook)
DOI 10.1007/978-3-642-92469-9

INHALT.

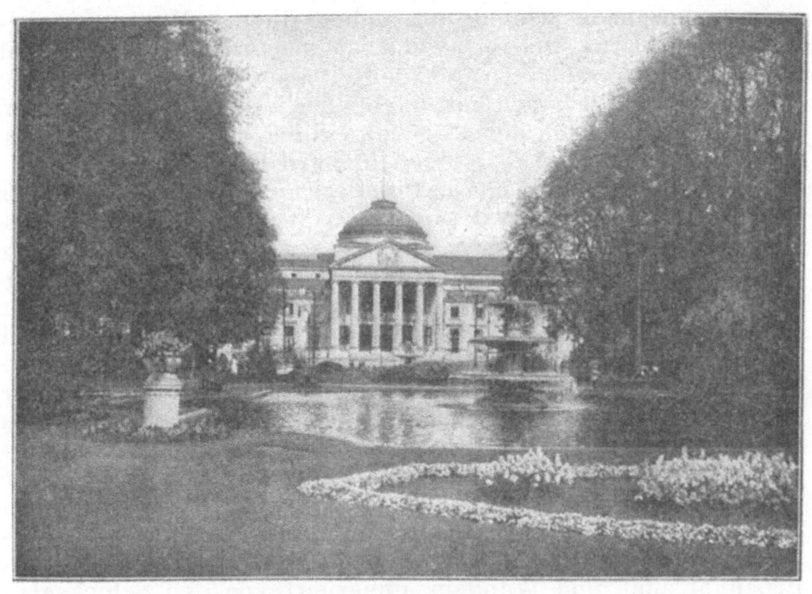

Kurhaus mit Bowling-Green.

I. Auf nach Wiesbaden!

Geheimnisvoller Zauber umgibt von altersher die Stellen wo in lauschigem Waldesdunkel zwischen mosigem Gestein ein Quell zutage tritt. Der naive Mensch der Urzeit wähnte sich an solchen Stellen im Banne der Gottheit und unter der besonderen Obhut ihres Schutzes. Und wie mag besonders der heisse Quell, der aus dem Boden hervorsprudelnd Feuer, Wasser und Erde in inniger Verbindung zeigt, auf die Phantasie und das ehrfurchtsvolle Staunen jener Naturkinder gewirkt haben, die den Morgen und den Abend ihres Lebens bald in inniger Gemeinschaft, bald in hartem Kampfe mit den Elementen verbrachten.

Und auch der Mensch von heute, das Kind des 20. Jahrhunderts, das ob den Wundern der Technik nichts mehr für geheimnisvoll zu halten sich gewöhnt hat, kann sich eines Staunens, ja eines tiefen Ergriffenseins von den Gewalten der Natur nicht entschlagen, wenn er an den Kochbrunnen, die grosse Thermalquelle Wiesbadens, herantritt und auf das unablässige Sprudeln und Schäumen dieser

aus verborgenen Tiefen auf unbegreifliche Weise hervor-
treibenden Kraft schaut, wenn er sich vorstellt, dass seit
menschlichem Gedenken, seit den ältesten Spuren, die uns die
Geschichte hinterlassen hat, unabänderlich und unverwüstlich,
jahraus, jahrein, Tag um Tag und Stunde um Stunde heisses,
heilkräftiges Wasser in grossen Mengen hier zutage tritt.

Es ist eine der charakteristischsten Eigenschaften der
Wiesbadener Thermen, dass sie, soweit das geschichtlich ver-
folgt werden kann, durch eine u n e r h ö r t e K o n s t a n z
ihrer Produktionskraft und ihrer physikalischen Eigenschaften
sich auszeichnen. Heute werden etwa zwei Millionen Liter
Wasser täglich von den sämtlichen Wiesbadener Quellen mit
einer gleichbleibenden Temperatur von 60—66° Celsius zutage
gefördert und wie Menge und Temperatur, so ist auch der
Salzgehalt, der hauptsächlich aus Chloriden, daneben aus
Lithionsalzen, Sulfaten und Carbonaten besteht, von einer auf-
fallenden Gleichmäßigkeit. So ist in der Tat die Wiesbadener
Thermalquelle mit ihrer Hauptader, dem Kochbrunnen, ein
untrügliches über Zeit und Geschichte hinausreichendes Wahr-
zeichen der Stadt geworden. Unbeirrt von allem menschlichen Streben und Wandeln, unberührt von den Schicksalen
kommender und versinkender Geschlechter, unbeeinflusst
selbst von den grossen tellurischen Ereignissen, Erdbeben usw.,
spendet diese aus der tiefsten Tiefe des Erdballs gewonnene
Himmelsader der leidenden und Heilung suchenden Menschheit
ewig neue Kraft. Und wie der Urwaldgermane seinen narben-
bedeckten Leib in dem sprudelnden Zauberwasser gebadet hat,
wie im glanzvollen Rom der ersten Kaiserzeit von den Kur-
erfolgen der mattiakischen Quellen Wiesbadens gesprochen
. wurde, so ist heute kein Teil der kultivierten Erde, in dem
nicht Menschen wohnten, die von der Heilkraft des g r o s s e n
d e u t s c h e n W e l t b a d e s zu rühmen wissen.

Von Uranfang an, wie immer wieder gelegentlich Funde
und Ausgrabungen beweisen, war die Umgebung der warmen
Quellen von menschlichen Wohnstätten besiedelt. In dem
milden Gau des weithin unwirtlichen Germaniens entwickelte
sich dann das Bad der römischen Kaiserzeit; mannigfache
Schicksale zogen im Mittelalter über die Stadt dahin, aber so
oft auch die Geschichte das wieder zerstörte, was sie schuf,
immer wieder fand sich ein neues Geschlecht, das um die heil-
kräftigen Quellen ein neues Wiesbaden erstehen liess; denn
unabänderlich wie dieser Quell so hat sich auch über alle
Wechsel der Zeitläufe und Anschauungen die durch tausend-
fache Erfahrung immer wieder bestätigte Überzeugung von der
m ä c h t i g e n u n d v i e l s e i t i g e n H e i l k r a f t erhalten,
die äusserer und innerer Gebrauch der Wiesbadener Thermen

entfaltet. So ist es kein Wunder, dass auch die moderne Zeit an diesem Quell als Mittelpunkt einen grossen Weltkurort hat erstehen lassen. Was Menschenhand künstlich und schön zu gestalten, was die Technik zu schaffen vermag, hat hier in dieser Kurstadt, die an glücklicher Stelle gebaut ist und durch ungewöhnliche Schönheit der Lage sich auszeichnet, Gestalt gewonnen.

Liegt doch Wiesbaden an der Pforte des poesieumwobenen Rheingaus, wo ein früher Lenz, ein langer Sommer und ein sonniger Herbst die Frucht der Rebe zu edelster Würze heranreifen lässt. In kaum einstündigem Spaziergange kann der Hügelrücken überschritten werden, der Wiesbaden vom Rheinufer trennt. Von der Höhe aus entrollt sich ein fesselndes Panorama. Links blinkt in der Tiefe der Strom, rechts erheben in bläulichem Schimmer die Gipfel des Taunus ihre Häupter. Vor uns aber sehen wir, in eine Talmulde gebettet, die anmutige Bäderstadt den waldgrünen Hängen sich anschmiegen. Wo die Häuser sich zu Strassenzügen vereinen, ragen schlanke Kirchtürme empor. Nirgends verunziert ein Schlot oder ein Fabrikbau das Bild. Ein breiter grüner Rahmen umgibt den Kern der Stadt. Aus weit gedehnten Parkanlagen schauen die Kuppeln von Kurhaus und Theater. Schmucke Villen ziehen sich zwischen Gärten in Zweigtäler hinein. Viele klettern an den Hängen hinauf, nordwärts verlieren sich die höchsten Häuser schliesslich im Walde, der in breiter Verbindung die Stadt berührt. Oberhalb der höchst gelegenen Villensitze funkeln wie ein kostbares Schmuckstück die goldenen Kuppeln der griechischen Kapelle zwischen Baumwipfeln hervor, darüber hinaus auf der Kammhöhe des Gebirges liegt das Jagdschloss Platte, über die gerundeten Berggipfel ragen die Zinnen von Aussichtstürmen, die die Mühe der Wanderung mit herrlichem Rundblicke lohnen.

Auf jeden, der Wiesbaden betritt, macht die Stadt einen eigenartig sonntäglichen Eindruck, hier scheint tagaus tagein ein sorgloses Sich-ergehen Lebensaufgabe zu sein. Aber Krankenwagen und an Stöcken mühsam sich fortbewegende Patienten mahnen, dass auch hier menschliches Leid nicht fehlt. Immerhin häufen sich ernstere Eindrücke dieser Art trotz der sehr bedeutenden Zahl von wirklich Kranken in Wiesbaden nie in dem Maße wie in Kurorten von weniger vielseitigem Charakter, da nach Wiesbaden, angelockt durch die Reize der Gegend und des Klimas, stets auch sehr viele In- und Ausländer kommen, die sich hier erholen und erfrischen wollen ohne eigentlich krank zu sein. Für andere wieder haben die Grosszügigkeit und der Komfort des Lebens oder künstlerische Darbietungen und Vergnügungen bei der Bestimmung des Reisezieles ein schwereres Gewicht in die Wagschale geworfen, als die Heilkraft des Kochbrunnens, dessen sie nicht allzu dringend bedurften.

Dass eine Kurstadt, deren Besucherfrequenz im Jahre 1913 die Zahl von 192 000, davon 65 000 zu längerem, 127 000 zu kürzerem Aufenthalt erreichte, sich allmählich zu einer ansehnlichen Stadt entwickeln musste, ist nur selbstverständlich, abgesehen davon, dass sie als beliebter Wohnort ihre Einwohnerzahl ständig vergrösserte. So hat Wiesbaden seit 1905 eine Einwohnerzahl von über 100 000 zu verzeichnen. Aber man würde irren im Glauben, dass der Kurstadt Wiesbaden darum auch die Schattenseiten städtischen Lebens anhaften müssten. Der Kurort Wiesbaden ist eine freundliche, grosszügig gebaute und von schönster Natur umgebene G a r t e n - s t a d t und nur die Vollkommenheit ihrer hygienischen Einrichtungen, die ungewöhnliche Zahl stattlicher Villensitze, die Ausstattung, Führung und Einrichtung ihrer Hotels und Sanatorien, die Fülle geistiger Anregung, das ungewöhnlich hoch entwickelte Musikleben und die ausgezeichneten Theater mit ihren erstklassigen Aufführungen kennzeichnen die Grossstadt. Was zu allen Zeiten und immer wieder von neuem den Fremden gefesselt hat, ist die für Wiesbaden charakteristische Verbindung des gross angelegten städtischen Lebens mit ungewöhnlicher Schönheit der Natur. So ist es kein Wunder, dass alle zivilisierten Nationen der Welt unter den Wiesbadener Gästen vertreten sind, und dass viele hervorragende Persönlichkeiten des politischen und des geistigen Lebens, der Kunst und der Wissenschaft stets zu ihren Besuchern zählten.

Nehmt Landkarte und Fahrplan zur Hand! Seht, wie nach Wiesbaden von allen Himmelsrichtungen grosse durchlaufende Bahnlinien führen; kürzeste, mühelose Reise ist von überall her vorhanden. Der nahe Rheinstrom hält Personendampfer für Eure Fahrt bereit. Autostrassen durchziehen das Land und führen Euch an herrlichen Rundblicken vorbei. Fußsteige und lohnende Pfade für den frischen Wanderer geleiten Euch vom Gebirge herab oder durch den blühenden fruchtbaren Rheingau zu uns.

Ihr wollt nach trübem Winter den ersten Frühling in sonniger Landschaft geniessen, Ihr wollt nach langer Krankheit die ersehnte Genesung durch stärkende Bäder finden, den schmerzenden Gliedern neues Leben, dem geschwächten Körper neue Kraft, der müden Seele neue Hoffnung einflössen. Aus der heissen staubigen Stadt mit ihrem Lärm und ihrer aufreibenden Arbeit sehnt Ihr Euch nach Natur und Frische, Ihr habt in tropischem Klima jahrelang gelebt und ersehnt die

Kühle unserer Buchenwälder und die geistige Anregung
kulturellen Lebens. Ihr seid Veteranen des Lebens und wollt
nach mühsamer und erfolgreicher Tätigkeit ein freundliches
Alter an dem sprudelnden Jungbrunnen geniessen: kommt alle
zu uns! Ihr werdet finden, was Ihr sucht. Auf denn nach
Wiesbaden!

II. Geschichte des Bades.

Die ältesten Taunusbewohner, die greifbare Spuren hinterlassen haben, sind die K e l t e n. In dem Namen des Taunusgebirges (von thun oder dun die Höhe) lebt ihr Name fort,
ebenso in den Worten Rhein, Main und Lahn, den drei der
Stadt Wiesbaden benachbarten Flüssen. Den Gipfel des Alt-
königs, des zweithöchsten Berges des Taunusgebirges umgibt
heute noch ein alter wahrscheinlich vorkeltischer Ringwall.

Westwärtsdringende G e r m a n e n s t ä m m e vertrieben
wie anderwärts auch hier die Kelten. Bald nach Christi
Geburt bewohnen die M a t t i a k e r die Gegend Wiesbadens;
ihnen begegneten bei ihrem Vordringen in die Gaue am
Rhein und Main die R ö m e r die um die Quellen Wies-
badens eine römisch-germanische Ansiedlung unter dem
Namen M a t t i a k u m errichteten. In der Aufschrift am
Stirnfelde des neuen Kurhauses „A q u i s M a t t i a c i s"
lebt dieser Name fort. Römische Spuren sind zahlreich
gefunden worden. Fast jeder Umbau in dem Quellgebiet der
Stadt bringt Münzen und Tonscherben, hölzerne oder bleierne
Wasserrohre, Baureste zutage. An der Stelle des heutigen
Städtischen Krankenhauses auf dem ehemaligen Heidenberge
deckt die Erde die Reste eines römischen Kastells, das Palast-
hotel ist auf den Spuren einer grossen römischen Thermen-
anlage erbaut; Modelle beider Anlagen verwahrt das Wiesbadener Museum.

An der heutigen Langgasse standen die Verkaufshallen,
dort pilgerten die römischen Soldaten und Centurionen, ein
Heiligtum des Apollo war dort erbaut. Wie zahlreiche Fund-
steine beweisen, war das Castrum Mattiacum lange Zeit der
Standort der X. und der XXII. römischen Legion. So war das
römische Wiesbaden eine ansehnliche Bäderstadt. Grosszügig
wie alle ihre Schöpfungen waren auch die Thermenstädte der

Römer. Davon geben uns vollständigere Funde, wie z. B. die
im englischen Bath, in Trier, in Baden bei Zürich ein anschau-
liches Bild. Die hohe Wasserbaukunst der Römer sorgte für
zweckmäßige Sammlung und Verteilung der Mineralquellen,
für Trinkwasserversorgung und Badeeinrichtung. Das Luxus-
bedürfnis des Römers der Kaiserzeit verlangte einen hoch-
differenzierten Zuschnitt des Lebens. Die Reiseverbindung
mit dem fernen Rom war auf erstaunlicher Höhe. Und so war
es, wie manche Stelle der römischen Literatur erkennen lässt,
auch im alten Rom einmal Mode und vornehm, von Wiesbaden
zu sprechen. Plinius der Ältere erwähnt die heissen Quellen
zu Wiesbaden, die ihre Wärme wunderbar lange festhielten,
und der Dichter M a r t i a l weiss von einem eigentüm-
lichen Ausfuhrartikel, einer Wiesbadener Spezialität, aus der
römischen Kaiserzeit zu erzählen, roten Färbekügelchen, mit
denen die schönen Römerinnen ihr Haar rot, wie es wohl die
Mode verlangte, färbten. In deutscher Übersetzung lautet
sein Vers:

> „Willst du das grauende Haar zu neuem Glanze dir färben,
> Mattische Kugeln, wohlan, biete ich, Kahle, dir dar."

Im 3. Jahrhundert bedrängen mehr und mehr germanische
Stämme, besonders die Alemannen, Mattiakum. Unter dem
wachsenden A n s t u r m   d e r   g e r m a n i s c h e n   W e l t
zerfällt das römische Reich und f r ä n k i s c h e   K ö n i g e
legen den Grund für die Entwicklung des m i t t e l a l t e r -
l i c h é n   W i e s b a d e n s. Als Mittelpunkt desselben entsteht in Wiesbaden der „Frohnhof"; im Verein mit einer kleinen
bürgerlichen Niederlassung bildet er die von Mauern und
Gräben umschlossene eigentliche Stadt. Als Vorstädte
gliedern sich hieran der „Flecken" mit der ältesten Kirche und
unter dem Namen „Sauerland" das Gebiet der warmen
Mineralquellen. Im Jahre 830 berichtet Karls des Grossen
Biograph Eginhard von seiner Übernachtung bei der Burg,
welche in der „modernen" Zeit „W i s i b a d a" genannt wird.
Zum ersten Male erfahren wir bei dieser Gelegenheit das
deutsche Wort, aus dem sich durch unwesentliche Veränderungen der heutige Name herleitet.

Seit Karl dem Grossen war Wiesbaden Eigentum der
deutschen Kaiser bis an der Wende des 12. und 13. Jahrhunderts die Grafen von Nassau Land und Ort an sich brachten.
Nur mit einer kurzen Unterbrechung zu Ausgang des
30 jährigen Krieges — während der es zum Erzbistum Mainz
gehörte — war Wiesbaden seitdem nassauisch, bis es 1866 an
Preussen kam.

In der ereignisvollen Geschichte der Jahrhunderte ist Glück und Unglück, Blüte und Vernichtung in buntem Wechsel der Stadt beschieden, aber um ihr pulsierendes Herz, die ewig sprudelnde Quelle entsteht immer wieder von neuem die Stadt, die sich in ruhigeren Zeiten bald wieder zum Badeort und der von Leidenden gesuchten Stätte entwickelt. Denn unzerstörbar wie seine Quellen ist Wiesbadens Ruf als Heilbad in der Geschichte. Aus diesem Gang der Dinge heben sich aber doch drei besondere Blüteperioden heraus: die oben erwähnte römische, eine zweite unter den Nassauern im 15. und 16. Jahrhundert und eine dritte, die Wiesbaden einen beispiellosen Aufschwung brachte im Zusammenhang mit der gewaltigen Entwicklung Deutschlands zu Ausgang des 19. und Beginn des 20. Jahrhunderts. Wiesbaden besass 1880 50 000 Einwohner und hatte schon damals einen stattlichen Badebesuch aufzuweisen. 1913 war seine Einwohnerschaft auf 106 000, die Badefrequenz auf 192 000 gewachsen.

Auch das Baden und die Baderegeln haben ihre Geschichte. In unschuldsvoller Naivität badete man im Mittelalter in den allein üblichen gemeinsamen Massenbädern und sittenstrenge Herren wie der Professor Henricus de Langenstein, genannt de Hassia wissen über das Treiben in Wiesbaden entrüstungsvolle Worte zu finden. Man weiss aus der Geschichte, dass in der damaligen Zeit es in allen Badeorten ähnlich herging. Bereits im 15. Jahrhundert wird Wiesbaden von dem Nürnberger Meistersinger und Barbier Johann Foltz in seinem Gedichte ausdrücklich als Heilbad erwähnt und die wachsende Berühmtheit Wiesbadens zeigt sich in der zunehmenden Badeliteratur, besonders im 16. und 17. Jahrhundert. Das „Wissbadisch Wisenbrünnlein" von Michael Caspar Lundorff gibt allen „zum Wissbad reysenden Mann- und Weibspersonen" Anleitung zum Kurgebrauch und ausserdem eine grosse Zahl „schöner kurzweiliger Historien". Diese Anekdoten möchte man nicht sehr empfehlen, denn der alte Schenck, Wiesbadens verdienstvoller Historiograph, sagt nicht mit Unrecht, dass ein „wohlgesitteter Bad-Gast derselben gar füglich entrathen kann."

Im 17. Jahrhundert konnte sich Wiesbaden trotz der furchtbaren Jahre des 30 jährigen Krieges doch als Kur- und Heilbad behaupten. Das ist um so verwunderlicher, wenn man erwägt, wie umständlich damals eine Badereise war und dass Personen, die einigen Anspruch an das Leben zu machen gewohnt waren, ihren gesamten Haushalt in das Bad mitschleppten. Noch im Anfang des 18. Jahrhunderts richteten sich viele Badegäste ihre Speisen selbst. Aber auch ein umfänglicher Gasthausbetrieb existierte damals schon, wie aus

dem Buch des Hofmedikus Weber „Thermae Wisbadenses"
hervorgeht.

Die „Badeherren", so hiessen die Hoteliers, und die Badehäuser sahen damals freilich etwas anders aus wie heute und
nicht nur der äussere wirtschaftliche und gesellige Bade-
betrieb, sondern auch die ärztlichen Voraussetzungen und Anschauungen der Kur haben für unsere heutigen Vorstellungen
etwas Groteskes.

Als wirksame „Mineren" in dem Wasser galten jahr-
hundertelang Alaun, Schwefel und Salpeter. In der Badekur
tritt im Jahre 1688 infolge einer fürstlichen Verordnung das
Einzelbad an Stelle des Massenbadebetriebes. Und nun wird
auch dem H e i l f a k t o r , da das gesellige Baden zurücktritt,
grössere Beachtung geschenkt. Wir staunen über die Baderegeln. Üblich ist es allgemein, so lang und so intensiv zu
baden, bis der B a d e a u s s c h l a g , eine entzündliche
Reizung der Haut durch den intensiven Reiz des Bades, auftritt. Beispielsweise schreibt Weber im 16. Jahrhundert für
Wiesbaden vor, täglich 1 bis 5 Stunden zu baden. Ähnliches
wissen wir von anderen Badekuren jener Zeit: so badet 1511
Lucas Rem an 19 Tagen 127 Stunden, wobei er von 4 auf
11 Stunden Badezeit täglich ansteigt. Philippine Welser badet
1571 10 Stunden täglich in Karlsbad. Ähnlich handfest wurde
die Trinkkur gehandhabt, die übrigens viel jüngeren Datums
als die Badekur ist. Der schweizerische Dichter Konrad
Gessner trinkt 1764 22 Gläser täglich. Auch wurden Trink-
und Badekur auf das intensivste miteinander verknüpft. Man
sparte damals die Zeit, die man so reichlich hatte. Der Kuraufenthalt währte meist nur 14 Tage.

Die Kurgäste brauchen keine Angst zu haben, dass in
Wiesbaden heute ähnlich mit ihnen verfahren werden könnte.

Dieses Wiesbaden von heute ist in seiner modernen Form
so alten Datums nicht. Wohl brachte das 17. und 18. Jahrhundert manche z. T. wieder beseitigte Anfänge der heutigen
Anlage, so den „Irrgarten"; erst später haben seit dem Anfang
des 19. Jahrhunderts eine Reihe grosszügiger Schöpfungen,
insbesondere 1808 der Bau des alten Kurhauses und die Anlage der herrlichen Platanenalleen den wesentlichen Grund
für die heute sichtbare Gestaltung der „W e l t k u r s t a d t"
gelegt. Goethe, der 1814 und 1815 in Wiesbaden weilte, fand
es dort „zu leicht, zu heiter, als dass man nicht verwöhnt
werden sollte fürs übrige Leben".

Seine Gäste zu verwöhnen, hat sich Wiesbaden immer
zur Aufgabe gemacht, ihnen nach der Mühsal und der Härte
arbeitsreicher Monate und Jahre eindrucksvolle und festliche

Wochen zu bescheren, ihnen die kranken Glieder und den siechen Leib mit neuer Gesundheit zu stärken und sie reicher um eine kostbare Erinnerung wieder an die Stätte ihrer Wirksamkeit fortziehen zu lassen, das war und bleibt immer Wiesbadens vornehmste Aufgabe als Kur- und Heilbad.

Um dieser Aufgabe gerecht zu werden, verbinden sich im neuzeitlichen Wiesbaden Natur und Kunst in seltener Vollendung. Mit den Spuren der Vergangenheit hat das moderne Wiesbaden freilich gründlich aufgeräumt. Historisches zu erhalten, ist nicht Sache eines Heil- und Kurortes: hier muss Veraltetes fallen, sobald es überholt ist. „Wir, wir leben, unser sind die Stunden und der Lebende hat Recht", heisst es hier.

So hat die Entwicklung des modernen Wiesbaden im Sinne seiner Bestimmung und zum Besten seiner Kranken und Kurgäste alles das zur Tat werden lassen, was die hochentwickelte Technik der Neuzeit, die wissenschaftliche Medizin und die Ansprüche eines verwöhnten Geschlechts erfordern. Das zeigen besonders die Neubauten, die an die Stellen des Alten getreten sind: das grosse städtische Kaiser-Friedrich-Bad, das neue Kurhaus, das neue Theater, die weltberühmten Hotels und viele anderen Schöpfungen der neueren Zeit. —

III. Lage und Klima von Wiesbaden. Hygienische Verhältnisse.

Zwischen Rhein, Main, Wetterau und Lahn, alles Namen, die uns in die gesegnetsten Striche deutschen Landes versetzen, liegt das Waldgebirge des Taunus. Nach Süden zu senkt sich das Gebirge in drei allmählich abfallenden Terrassen von deutlich unterscheidbarer verschiedenartiger Gestaltung und Beschaffenheit des Gesteins hinab in das untere Maintal und in den Rheingau. Die höchsten Erhebungen sind der Feldberg (880 m), Altkönig (790 m) und die Hohe Wurzel (618 m). Prächtigster Buchenwald, ausgedehnte Nadelholzbestände, knorrige Eichen bedecken den Rücken dieser Berge. In schmalen Wiesengründen murmelt das kristallklare Bächlein, das die Forelle birgt, Hirsche, Rehe und Wildschweine tummeln sich im grünen Forst. Dazwischen anmutig

gelegene Ortschaften und zahlreiche, von romantischem Zauber
umwobene Burgruinen.

Die landschaftliche Lage.

In einem Talausgang dieses köstlichen Gebirges,
nur nach Süden offen, nach allen anderen
Richtungen, insbesondere nach Norden
durch die Höhe des Gebirges geschützt, liegt
Wiesbaden gerade am Austritt eines kleinen Wasserlaufs, des
Salzbaches aus dem Gebirge, nahe dem Rheintal, aber doch
von ihm durch einen vorgeschobenen Höhenzug abgegrenzt,
was das Heraufsteigen der Rheinnebel verhindert. In selten
vollkommener Weise sind hier alle natürlichen Bedingungen für
einen Heil- und Kurort allerersten Ranges gegeben.

Fünf Täler treten inmitten der Stadt zusammen, eine
Reihe von Höhenrücken, die das Gebirge vorschiebt, ragen
so in die Stadt herein. Von Nordosten her senkt sich das
Sonnenberger Tal nach der Kurregion herab. Die
Talsohle ist zu einem lang ausgedehnten Park gestaltet. Ihm
schliessen sich nach Norden das Dambachtal und das
Nerotal an, die gleichfalls von ausgedehnten öffentlichen
Parkanlagen geschmückt sind und den Kurgast in kaum ansteigenden Promenadenwegen in den herrlichsten Wald, der
direkt hinter den Villen beginnt, geleiten. Adamstal und
Wellritztal, die beiden westlichen Täler, etwas ent-
fernter, bieten auch in Wald, Wiese und Anlage manchen
landschaftlichen Reiz; alle diese Täler bilden die grossen
Luftadern des Kurorts, durch die stete Erneuerung und Erfrischung der Atmosphäre erfolgt.

So ist Wiesbaden, auf welligem Gelände gebaut, durch
Tal und Höhe, in flachen und ansteigenden Wegen mit Wald
und Gebirge verbunden. Seine durchschnittliche Höhenlage
beträgt 120 m über dem Meeresspiegel, 38 m über der nächst-
gelegenen Stelle des Rheinspiegels. Die nördliche Breite ist
50 ° 5′, die östliche Länge (Greenwich) 8 ° 14′.

Das Klima.

Vergegenwärtigt man sich, was in ihrer Gesamtheit diese
Faktoren bedeuten, so ist es kein Wunder, dass das
sommerliche Wiesbaden in uns den Eindruck er-
weckt, als habe die Natur einen belebenden Hauch von besonderer Kraft über dieses Tal gebreitet. Pfirsich und
Aprikose bringen hier Früchte an freistehenden Stämmen,

der Wein reift zu seltener Vollkommenheit, der Mandelbaum gedeiht und Pflanzungen der Edelkastanie geben jährlich gute Ernten. Die südliche Platane in ungeheuren Exemplaren ist ein verbreiteter Alleebaum, blütenprächtige Magnolien, Trompetenbäume und die grossblättrige Paulovnie überdauern ungeschützt im Freien den k u r z e n u n d f r o s t a r m e n W i n t e r. Üppigkeit des Wachstums, Grösse und Saftfülle von Blatt und Blüte, frühen Eintritt der Fruchtreife lässt auch die heimische Pflanzenwelt erkennen.

In diesem Klima, wo die grüne wärmere Zeit als die erheblich längere das Jahresbild beherrscht, wo der Übergang von Frühling, Herbst und Winter sich in einem m i l d e n V o r f r ü h l i n g und einem v e r l ä n g e r t e n S p ä t - h e r b s t kundgibt, hier atmen wir weiche Luft; wohltuende ruhige Atmosphäre und Seltenheit heftiger Winde lässt die Natur früh ergrünen und das Laub spät von den Bäumen fallen.

Was die einzelnen Jahreszeiten anbelangt, so zeichnet den F r ü h l i n g ein besonders f r ü h e s E i n t r e t e n aus, die Kraft der Sonne macht sich nach dem Winter schon frühzeitig geltend, so dass schon in der zweiten Hälfte des März Kranke sitzend im Freien verweilen können. Um diese Zeit beginnen die Anemonen zu blühen, die Kastanien ihre Knospen zu öffnen. Der April hat in Wiesbaden schon vollen Frühlingscharakter. Die Vollblüte wird Ende des Monats erreicht und dauert dann weit in den Mai hinein. Die Blütenpracht, die der Mai in Garten und Anlagen, Wald und Wiese entfaltet, ist wie überhaupt die Schönheit des „F r ü h l i n g s i n W i e s b a d e n" in der ganzen Welt berühmt.

Naturgemäß erreicht die Üppigkeit der Vegetation im Sommer ihren Höhepunkt, und der Besuch der weit bekannten Blumenausstellungen und Rosarien Wiesbadens kann jedem Kurgast dringend empfohlen werden. Hand in Hand mit dem Reichtum der Flora geht der der Fauna, insbesondere bezüglich der Singvögel. Jedem aufmerksamen Beobachter wird im Frühling und ersten Sommer das reichgegliederte Konzert der gefiederten Sänger in Anlagen und Gärten auffallen. Nicht nur die Amsel lässt ihr weithin tönendes Lied abends von den Baumgipfeln und Häuserfirnen erschallen, der Buchfink, auch Grünfink und Zeisig sind mit ihren kurzen schmetternden Liedern häufige Bewohner der Gärten. Die Singdrossel, die als erste das Tageskonzert beginnt, hat sich vom Wald weit in die Stadt hinein verbreitet. Rotschwänzchen und Rotkehlchen sind überall, ebenso das Schwarzblättchen mit seinem kurzen, aber ungemein melodischen Gesang, dessen Wohllaut und Schmelz selbst dem der Nachtigall nicht nachsteht; und auch sie selbst, die göttliche Nachtigall bewohnt jahraus jahrein in zahlreichen Exemplaren die öffentlichen Parkanlagen.

Frühling und Sommer eilen den gleichen Jahreszeiten im übrigen Deutschland um Wochen voraus. Der Sommer setzt auch in den Abendstunden selbst für empfindlichere und in ihrer Bewegung beschränkte Kranke dem Aufenthalt im Freien so gut wie keine Grenzen. Die gleichmäßige milde Wärme des Sommers unterstützt daher die Wirkung der Wiesbadener Heilquellen vorzugsweise für Kranke mit rheumatischen und gichtischen Leiden, denen Wärme nützlich und zuträglich und eine brüskere Abkühlung bei Nacht und in den Morgenstunden schädlich ist. Die höhere Temperatur des Sommers hat, wie schon aus den Baderegeln des 17. Jahrhunderts hervorgeht, immer die Bade- und Trinkkur wirkungsvoll unterstützt. Störungen der Kur durch Erkältungen sind zudem hier nicht zu befürchten, selbst nicht bei ausgedehntem Gebrauch der frischen Luft. Nach und nach wendet sich daher auch in unserer Zeit wieder aus guten Gründen die Vornahme der Kur mehr der Benutzung der Sommermonate zu.

Aber doch findet eine nächtliche Abkühlung und Erfrischung auf dem Wege der vom Gebirge herabführenden Täler auch in Wiesbaden statt. Sie macht sich im Sommer wohltuend bemerkbar, hält sich aber zugleich in mäßigen und milden Grenzen.

Die grosse Wohltat des Wiesbadener Sommers für den Kranken, für den Erholungsbedürftigen, für den Naturfreund findet aber andererseits keine Einschränkung durch eine allzu starke Betonung sommerlicher Wärme. Die Sage vom unerträglich heissen Wiesbadener Sommer widerspricht den Tatsachen und ist wohl auf Verallgemeinerung gelegentlicher Einzelerfahrungen zurückzuführen. Sicherlich stammt sie nicht von solchen Kurgästen, die wirklich einmal einen Hochsommer in Wiesbaden verlebt haben, wie auch von den Einwohnern Wiesbadens nur diejenigen von der Sommerhitze zu sprechen pflegen, die Juli und August auf Reisen zubringen. Schon die Lage Wiesbadens an der Ausmündung eines Gebirgstales bewerkstelligt immer eine wohltuende Mischung der von der Sonne durchstrahlten Sommerluft mit dem kühlenden Einschlag derjenigen Luftschichten, die die weiten Buchenwälder des Gebirges durchzogen haben. Es fehlt nicht an Tatsachenmaterial, an wissenschaftlichen, auf Messungen beruhenden Beweisen für diese Erfahrung, die jeder machen kann, der einen Sommer in Wiesbaden verbringt. Die beigegebene Kurve

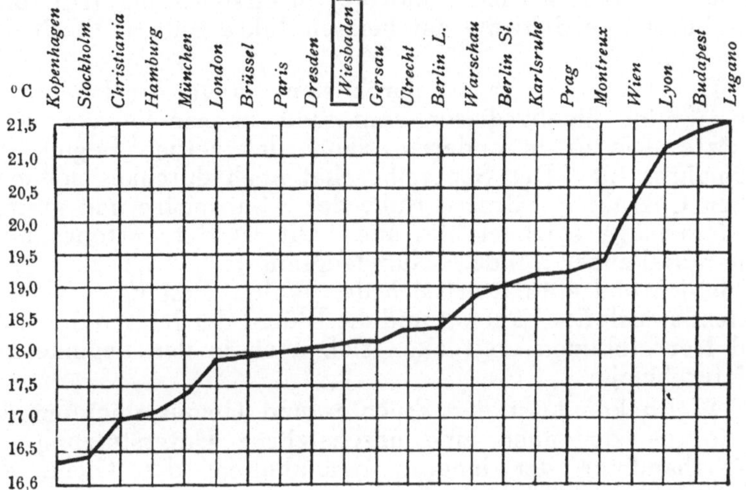

zeigt die Julitemperatur Wiesbadens im Vergleich mit der Julitemperatur anderer europäischer Städte. Viele im deutschen Tieflande liegende Kurorte haben eine gleiche oder höhere Juli- und Augusttemperatur wie Wiesbaden. Niemand verschreit sie als heiss. Ihre Saison liegt vielmehr oft in der warmen Jahreszeit. Andererseits ist es ganz selbstverständlich, dass in Höhenkurorten an der Grenze des Schnees im Hochgebirge und in manchen Seekurorten kühlere Sommertemperaturen als in Wiesbaden sich finden. Aber dort sind die starken Nacht- und Tagesdifferenzen, die plötzlichen Abkühlungen, die starken Winde Faktoren, die jedenfalls für die Kurgäste, die Wiesbaden besuchen, bedenklich erscheinen. Die modernen Einrichtungen in den Kur- und Badehäusern lassen auch in den warmen Sommermonaten keine nachteilige Wirkung des hochtemperierten Badewassers auf den Badegast oder seine Umgebung zu. Dass eine erhöhte durch die Thermalquellen bedingte Bodenwärme keinen Einfluss auf die Lufttemperatur im Sommer hat, ist wohl selbstverständlich. Wiesbadens Sommerwärme ist geringer, als die seiner näheren Umgebung, des Rheintals usw., sie ist geringer als die Sommerwärme der in gleicher Höhe kontinental gelegenen Orte Deutschlands. Im Verhältnis zu dem milden Winter und warmen Frühling, bei seiner für Deutschland hohen mittleren Jahrestemperatur hat Wiesbaden keinen heissen Sommer. Und dazu kommt als wesentlicher unterstützender Faktor, da ja Wärme vor allem dann drückend empfunden wird, wenn sie als feuchte Wärme (Schwüle) in Erscheinung tritt, dass eine besondere Schwüle der heissen Jahreszeit in Wiesbaden nicht eigen ist.

Der Herbst nimmt durch seine lange Ausdehnung in den Winter hinein dieser Jahreszeit ebensoviel von ihrer Schärfe, wie es in anderem Sinne der zeitige Beginn des Frühjahres tut. Der September hat noch durchaus sommerlichen Charakter. Grosse Ruhe der Atmosphäre und geringe Niederschläge zeichnen ihn aus. Oft ist der Oktober noch von auffallender Milde. Nur langsam färbt sich das Laub herbstlich und entblättert sich der Wald. Erst im November vollendet sich der Laubfall und die Blüten der letzten Sommer- und Herbstblumen erstrecken sich noch in den beginnenden Winter hinein.

Weltbekannt ist der Früchte- und Gemüsereichtum des Rheingaus, der auch eine unschätzbare Unterstützung der Diätbehandlung der inneren Krankheiten, der Gicht, des Rheumatismus usw. bedeutet.

Von den meisten Kurorten diesseits der Alpen unterscheidet sich Wiesbaden nicht zuletzt auch dadurch, dass es zwischen November und März, also in den Wintermonaten unserer Breiten, eine erhebliche Besucherzahl aufzuweisen hat, so dass Kur- und Saisonbetrieb hier unverändert das ganze Jahr hindurch andauert. Natürlich ist Wiesbaden nicht ein Winterkurort in dem Sinne wie es die Kurorte an der Riviera und noch weiter südlich sind, wohl aber kann Wiesbaden auf Grund seiner besonderen klimatischen Verhältnisse als ein hervorragender Winterkurort diesseits der Alpen bezeichnet werden. Die Durchschnittstemperatur des Wiesbadener Winters mit 1° über Null gehört zu den höchsten im deutschen Binnenlande. Wenn auch gelegentlich Perioden mit grösserer Kälte eintreten, so sind diese meist nur kurz und von milderem Verlauf, ja mitten im Winter und auch bei Schnee macht sich immer wieder die charakteristische milde Luft Wiesbadens bemerkbar und im Januar und Februar wecken sonnenwarme Tage oft genug wahre Frühlingsstimmungen. Windstille herrscht, höchstens macht sich lauer Südwestwind fühlbar. Die Bewölkung hält sich in mäßigen Grenzen. Eine zusammenhängende Schneedecke ist selten.

So haben wir alles in allem einen kurzen auffallend gemilderten deutschen Winter in Wiesbaden. Der Bewohner des Nordens und Ostens Europas erspart sich in Wiesbaden Wochen, ja Monate rauhen

Winterwetters. Der Wiesbadener Winter hat ausserdem den Vorzug, dass er nicht in dem Maße verweichlichend wirkt, wie der Winter südlich der Alpen. Und für die Kranken kommt dazu, dass ein Winteraufenthalt südlich der Alpen nur dann empfehlenswert ist, wenn es möglich ist, dort zu bleiben, bis bei uns die warme Jahreszeit eingetreten ist, so dass ein Übergang aus einem warmen Wetter südlich der Alpen in ein noch halb winterliches nördlich der Alpen sich vermeiden lässt.

Für eine ganze Reihe von Krankheitszuständen, die zu besonderen Verschlimmerungen in der kalten Jahreszeit neigen, wie Rheumatismus, Erkrankungen der Atmungs- und Zirkulationsorgane (chronische Katarrhe), ferner bei Rekonvaleszenz nach Lungen- und Brustfellentzündung eignet sich Wiesbaden ganz besonders als Winteraufenthalt. Auch Nierenkranke pflegen sich in dem milden Wiesbadener Winter wohler zu fühlen, als in einem rauheren Klima.

Was dem stillen Betrachter der Natur und dem Menschen, der dankbar ihre Schönheit geniesst, auffällt, das beweisen in nüchternen Durchschnittszahlen für das ganze Jahr die wissenschaftlichen Untersuchungen der meteorologischen Institute. Temperatur, Luftbewegung und Feuchtigkeitsgehalt der Luft, die sogenannten klimatischen Faktoren, lassen auch zahlenmäßig Wiesbaden in der Tat ungewöhnlich bevorzugt erscheinen. Die mittlere Jahrestemperatur für den 50. Grad nördlicher Breite, auf dem ungefähr Wiesbaden liegt, beträgt 5,6 °, für Wiesbaden dagegen 9,3 °. Dieser grosse Unterschied könnte durch eine grössere Sommerwärme bedingt sein. Das ist aber nicht der Fall, wie die genauen Messungen zeigen, sondern die höhere durchschnittliche Jahrestemperatur Wiesbadens ist durch die ungewöhnliche Milde seines Winters bedingt. Die jährliche Wärmeschwankung ist hier gering, da die scharfen Gegensätze des sonstigen kontinentalen Klimas nicht in die Erscheinung treten. Ferner ist Wiesbaden bevorzugt durch den geringen Grad und die Seltenheit heftiger Luftströmungen. Die Ruhe der Atmosphäre erhöht, verbunden mit dem relativ hohen Stand der mittleren täglichen Sonnenscheinsdauer, die Zahl der Tage, die dem Kranken den Aufenthalt im Freien möglich macht. Seltenheit von Nebeln (nur 20 Nebeltage pro Jahr) und die mäßige Feuchtigkeit seiner Luft kommen vor allem den Rheumatikern, sowie Kranken mit Störungen des Herzens und der Atmungsorgane zugute. Die Bewölkung der Wiesbadener Gegend ist gering, Regentage sind verhältnismäßig selten.

So ist Wiesbadens Klima ein a u s g e s p r o c h e n e s
S c h o n u n g s k l i m a , das für kranke, schwache, empfindliche und alternde Organismen, ganz besonders aber für
Rheumatiker und Nervenkranke ausgezeichnet geeignet erscheint, die Kur das ganze Jahr hindurch glänzend unterstützt und die Möglichkeit bietet, hier i n j e d e r J a h r e s -
z e i t erfolgreich Kuren auszuführen.

Bei diesen Vorzügen, die Lage und Klima von Wiesbaden
bieten, ist es kein Wunder, dass

die hygienischen und sanitären Verhältnisse

der „Weltkurstadt" Wiesbaden die denkbar günstigsten sind.
Wiesbaden kann wohl mit Recht als eine der gesündesten
Städte Deutschlands bezeichnet werden. Hat sich Wiesbaden
doch nicht wie andere Städte auf der Basis der Industrie zur
Großstadt entwickelt, sondern durch sein Kurleben; und dieses
Kurleben bedingte, dass die hygienischen Einrichtungen stets
auf der Höhe gehalten wurden. Grosszügigkeit der städtischen Verwaltung konnte, begünstigt durch natürliche Verhältnisse, in sanitärer Beziehung die besten Anlagen schaffen.

Der nahe Taunus ermöglicht es, der Stadt das aus vier
Gebirgs-Tiefstollen stammende v o r z ü g l i c h e T r i n k -
w a s s e r in reichlicher Menge zuzuführen.

Eine S c h w e m m k a n a l i s a t i o n mit ausgedehntem
Netz beseitigt die A b w ä s s e r. Die Anlage weist in der
Rohrführung, in den Kläranlagen usw. die modernsten
Prinzipien auf. S t r a s s e n r e i n i g u n g u n d B e -
s p r e n g u n g wird durch schnell arbeitende Maschinen in
sorgfältiger Weise bei Tag und Nacht vorgenommen. Wiesbadens saubere Strassen fallen jedem auf. K e h r i c h t -
v e r b r e n n u n g s a n s t a l t, D e s i n f e k t i o n s a n s t a l t,
Einrichtung und Anlage des S c h l a c h t h o f s vollenden die
sanitären Einrichtungen; ein reichliches Netz von F e u e r -
m e l d e r n ist geeignet, drohende Gefahr sofort zu unter-
drücken. V o l k s b ä d e r u n d S c h u l b ä d e r sind reichlich vorhanden. Das grosse H a l l e n s c h w i m m b a d des
Augusta-Viktoria-Bades (im Besitz der Kaiserhof-Aktien-
gesellschaft) hat die Stadt für eine Reihe von Jahren zur Benutzung durch die Wiesbadener Bevölkerung und die Kurgäste
ermietet. Ferner ist im vorigen Jahre das von der Stadt mit
Unterstützung privater Stifter errichtete grosse L u f t - u n d
L i c h t b a d „V o l k s p a r k", herrlich inmitten des Waldes
gelegen, dem Verkehr übergeben worden. Für „F r e i l u f t -
l i e g e k u r e n" sind in den Kuranlagen grosszügige Einrichtungen projektiert. Eine städtische D e s i n f e k t i o n s -

k o l o n n e tritt rasch überall, um von Krankheiten zurück-
gebliebene Keime zu entfernen, in Tätigkeit. **K r a n k e n -
t r a n s p o r t a u t o s** stehen zur Verfügung.

Für die Untersuchung des Trinkwassers, der Nahrungs-
mittel usw. sind **ö f f e n t l i c h e L a b o r a t o r i e n**, ausserdem
das berühmte **F r e s e n i u s s c h e I n s t i t u t**, das auch als
städtische balneologische Untersuchungsstelle bei balneologi-
schen Arbeiten wertvolle Dienste leistet, in Tätigkeit. Ein
**s t ä d t i s c h e s I n s t i t u t f ü r p a t h o l o g i s c h e u n d
b a k t e r i o l o g i s c h e U n t e r s u c h u n g e n** im Krankenhaus unterstützt die Ärzte wesentlich bei der Diagnosestellung.
Zu diesen vielfachen technischen Einrichtungen tritt als der
gewaltigste hygienische Helfer die oben beschriebene Lage
der Stadt, ihr Klima und die vortrefflichen chemischen und
physikalischen Eigenschaften der ozonreichen Waldluft des
Taunus. Die Stadt Wiesbaden ist sehr weiträumig angelegt,
das **o f f e n e B a u s y s t e m** mit Vor- und Zwischengärten
überwiegt. Zahlreiche freie Plätze, Alleen, Park- und Blumen-
anlagen geben Wiesbaden den ausgeprägten Charakter einer
G a r t e n s t a d t.

IV. Kurmittel und Kureinrichtungen.

Die Mineralquellen.

Als Thermen oder **T h e r m a l q u e l l e n** bezeichnet man
in der Bäderkunde diejenigen Quellen, die wärmer sind als
20° Celsius. Die Wiesbadener Thermalquellen gehören zu den
wärmsten Thermen. Ihre Temperatur beträgt an der grössten
Quelle, dem Kochbrunnen, gemessen, 65,7° C, die andern
Quellen differieren nur wenig davon.

Wir wissen, dass die hohe Temperatur der Thermalquellen
dem Umstande zu verdanken ist, dass das Wasser **a u s b e -
d e u t e n d e n T i e f e n d e r E r d e** hervorquillt. Als Ent-
gasungsprodukte aus dem heissen Erdinnern erreichen mit
dem Wasser mineralische Bestandteile, die aus jenen Tiefen
stammen, die Erdoberfläche. Diese sogenannten **j u v e n i l e n
Q u e l l e n** entstammen also nicht dem gewöhnlichen Kreis-
lauf, in dem sich das Wasser aus der Atmosphäre in die Erde
und von da alsbald wieder zutage bewegt; sie sind jungfräulich
beladen mit jenen Stoffen aus dem heissen Erdinnern, die hier
zum ersten Male das Tageslicht erreichen. Ausserordentliche

Gleichmäßigkeit in bezug auf Ergiebigkeit und Art der Zusammensetzung, völlige Unabhängigkeit von den Niederschlagsverhältnissen der Gegend charakterisiert daher diese Quellen, und gerade diese Eigenschaften sind ja den Wiesbadener Thermen, wie lange geschichtliche Beobachtung lehrt, eigen. Mit dieser Eigenschaft wächst aber ihr Wert und die Sicherheit ihrer Verwendung. Aus der Temperatur des Kochbrunnens hat man berechnet, dass seine Wasser reichlich aus z w e i K i l o m e t e r T i e f e des Erdinnern emporgestiegen sein müssen.

Man unterscheidet zur Zeit im ganzen 27 W i e s - b a d e n e r M i n e r a l q u e l l e n, deren ergiebigste der K o c h b r u n n e n und die A d l e r q u e l l e sind. Ein grosser Teil der übrigen Quellen ist Eigentum privater Hotels und Badehäuser, nach denen sie auch benannt werden. Der grösste Teil der Adlerquelle, ein erheblicher Teil des Kochbrunnens, der Bäckerbrunnen und die Schützenhofquelle sind im Besitze der Stadt Wiesbaden. Alle Wiesbadener Quellen, die sich übrigens in der Zusammensetzung sehr ähnlich sind, produzieren zusammen täglich 2 Millionen Liter Wasser, das bedeutet 1300 Liter in der Minute. Die Hälfte dieser gewaltigen Menge wird von den 3 Hauptquellen, dem Kochbrunnen, Adlerquelle und Schützenhofquelle geliefert.

Als den hauptsächlichsten Born kann man den K o c h - b r u n n e n ansehen. In einer geraden Linie, die sich von ihm aus nach Südwesten zieht, liegen in fast gleicher Höhe, 118—120 m über dem Meeresspiegel, die anderen bereits genannten Hauptquellen, während die übrigen in einer eng gedrängten Gruppe südöstlich dem Boden entspringen.

Sämtliche Quellen können Bade- u n d Trinkkuren dienen, doch findet die T r i n k k u r hauptsächlich in der grossen, von der Stadt errichteten K o c h b r u n n e n t r i n k h a l l e und den sie umgebenden Gartenanlagen statt.

Das neue grosse städtische Badhaus, das K a i s e r - F r i e d r i c h - B a d, wird aus der A d l e r q u e l l e mit Thermalwasser versorgt. Für die weiter entfernt von dem eigentlichen Thermalquellenbezirk im Grünen oder am Wald gelegenen Hotels, Fremdenheime, Sanatorien usw., die keine eigene Thermalquelle besitzen, wird das Thermalwasser aus anderen Quellen zugeleitet oder in Fässern angefahren. Diese letztere Einrichtung lässt sich deshalb leicht bewerkstelligen, weil bei allen Wiesbadener Quellen die Temperatur des Wassers höher ist, als sie unmittelbar zu Badezwecken dient.

Die weitgehende Übereinstimmung und Gleichmäßigkeit in der Temperatur und chemischen Zusammensetzung der

Wiesbadener Thermalquellen lässt eine unterschiedliche Behandlung der einzelnen Quellen bezüglich des Kurgebrauchs und der medizinischen Verordnungen nicht erforderlich erscheinen. Aus dem gleichen Gesichtspunkt gewinnt man daher auch, wenn man die Analyse der Hauptquelle ins Auge fasst, ein ausreichendes Bild von der chemisch-physikalischen Zusammensetzung der Wiesbadener Heilwässer überhaupt.

Analyse der Wiesbadener Quellen (nach H i n t z und G r ü n h u t 1904):

Das spez. Gew. des Kochbrunnens bei 15 °, bezogen auf Wasser von 4 °, beträgt 1.00553. Temperatur im Quellbassin 65,7 ° C.

I. Zusammensetzung berechnet auf Ionen:

In 1 kg des Mineralwassers sind enthalten:

Kationen	Gramm	Mill.-Mol.	Milligramm-Äquivalente
Kalium-Ion ($K^{.}$)	0,09657	2,467	2,467
Natrium-Ion ($Na^{.}$)	2,691	116,8	116,8
Lithium-Ion ($Li^{.}$)	0,003758	0,5346	0,5346
Ammonium-Ion ($NH_4^{.}$)	0,006304	0,3488	0,3488
Kalzium-Ion ($Ca^{..}$)	0,3462	8,635	17,27
Strontium-Ion ($Sr^{..}$)	0,01248	0,1425	0,2850
Baryum-Ion ($Ba^{..}$)	0,000669	0,0049	0,0097
Magnesium-Ion ($Mg^{..}$)	0,04984	2,046	4,092
Ferro-Ion ($Fe^{..}$)	0,003317	0,0593	0,1187
Mangano-Ion ($Mn^{..}$)	0,000582	0,0106	0,0212
			141,9

Anionen.	Gramm	Mill.-Mol.	Milligramm-Äquivalente
Nitrat-Ion (NO_3')	0,001824	0,0294	0,0294
Chlor-Ion (Cl')	4,656	131,3	131,3
Brom-Ion (Br')	0,003375	0,0422	0,0422
Jod-Ion (J')	0,000017	0,0001	0,0001
Sulfat-Ion (SO_4'')	0,06242	0,6498	1,300
Hydrophosphat-Ion (HPO_4'')	0,000026	0,0003	0,0005
Hydroarsenat-Ion ($HAsO_4''$)	0,000168	0,0012	0,0024
Hydrokarbonat-Ion (HCO_3')	0,562	9,21	9,21
	8,497	272,3	141,9
Borsäure (meta) (HBO_2)	0,004201	0,0955	
Kieselsäure (meta) (H_2SiO_3)	0,08568	1,093	
Titansäure (meta) (H_2TiO_3)	0,000008	0,0001	
	8,586	273,5	
freies Kohlenoxyd (CO_2)	0,309	7,02	
freier Stickstoff (N_2)	0,00582	0,207	
freier Sauerstoff (O_2)	0,00140	0,0437	
	8,903	280,7	

Daneben S p u r e n von Cäsium- und Rubidium-Ion, Methan und Schwefelwasserstoff.

II. Zusammensetzung berechnet auf den Salzgehalt:

Das Mineralwasser entspricht in seiner Zusammensetzung ungefähr einer Lösung, welche in 1 Kilogramm enthält Gramm:

Quelle	Adlerquelle	Kochbrunnen
Kaliumnitrat (KNO_3)	—	0,002975
Kaliumchlorid (KCl)	0,1725	0,1818
Natriumchlorid ($NaCl$)	6,833	6,829
Natriumbromid ($NaBr$)	0,004918	0,004347
Natriumjodid (NaJ)	0,000038	0,000021
Lithiumchlorid ($LiCl$)	0,02606	0,02271
Ammoniumchlorid (NH_4Cl)	0,01435	0,01867
Kalziumchlorid ($CaCl_2$)	0,6440	0,6260
Kalziumsulfat ($CaSO_4$)	0,09546	0,08848
Kalziumhydrophosphat ($CaHPO_4$)	0,000057	0,000037
Kalziumhydroarsenat ($CaHAsO_4$)	0,000186	0,000216
Kalziumhydrokarbonat [$Ca(HCO_3)_2$]	0,3900	0,379
Strontiumhydrokarbonat [$Sr(HCO_3)_2$]	0,2741	0,02986
Baryumhydrokarbonat [$Ba(HCO_3)_2$]	0,000486	0,001262
Magnesiumhydrokarbonat [$Mg(HCO_3)_2$]	0,2866	0,2995
Ferrohydrokarbonat [$Fe(HCO_3)_2$]	0,009959	0,01056
Manganhydrokarbonat [$Mn(HCO_3)_2$]	0,001888	0,001874
Borsäure (meta) (HBO_2)	0,001240	0,004201
Kieselsäure (meta) (H_2SiO_3)	0,08083	0,08568
Titansäure (meta) (H_2TiO_3)	—	0,000008
	8,589	8,586
Freies Kohlendioxyd (CO_2)	0,192	0,309
Freien Stickstoff (N_2)	—	0,00582
Freien Sauerstoff (O_2)	—	0,00140
	8,781	8,902

Daraus ergibt sich also, dass die Wiesbadener Quellen im Kilogramm fast 8,6 Gramm feste Bestandteile enthalten, und zwar stehen hierbei im Vordergrund Chlornatrium, Chlorkalzium, Chlorkalium, doppelkohlensaurer Kalk, doppelkohlensaure Magnesia und andere Salze, namentlich auch Bromsalze, Lithionsalze, Kieselsäure usw. Ferner ist ein nicht unbeträchtlicher Bestandteil an völlig freier Kohlensäure vorhanden. In unwägbaren Mengen sind Bestandteile an Rubidium, Cäsium, Kupfer, Schwefelwasserstoff zu nennen.

Nach dieser Zusammensetzung fallen die Wiesbadener Quellen in die Klasse der heissen einfachen Kochsalzwässer.

Zum Verständnis der Tabellen sei noch folgendes bemerkt:

Jedes Mineralwasser, und so auch das Wiesbadener, stellt eine mehr oder weniger konzentrierte Salzlösung in Wasser dar. Die Versinnbildlichung dieser Zusammensetzung gibt die obige zweite Tabelle. Wir wissen indessen nach den neueren Forschungen der physikalischen Chemie, dass nicht die Salzlösung das Wesentliche ist, abgesehen vielleicht von einigen hoch konzentrierten Solen oder Bitterwässern, sondern dass d i e I o n e n (erste Tabelle) das Wirksame darstellen. Die Verwendbarkeit einer Mineralquelle im Dienste der leidenden Menschheit ist daher zahlengemäß nur in diesem Ausdruck zu veranschaulichen.

Damit aber hat es folgende Bewandtnis: Wenn wir eine Lösung in Wasser betrachten, beispielsweise den Hauptbestandteil des Wiesbadener Kochbrunnens, das Kochsalz (Natriumchlorid oder NaCl), so befinden sich, wie wir wissen, nicht sämtliche Moleküle dieses Salzes in Lösung, sondern es findet eine ständige Dissoziation statt, d. h., in der Flüssigkeit befinden sich frei ständig eine grosse Zahl der Bestandteile der in der Lösung befindlichen Salze, also angewandt bei dem Fall des Kochsalzes: die Bruchstücke des Kochsalzes, des Natrium und des Chlorid haben sich voneinánder gelöst und sind frei, „dissoziiert" in der Flüssigkeit vorhanden. Warum finden nun keine weiteren Umsetzungen statt und warum riecht z. B. das Kochbrunnenwasser dann nicht nach Chlorid? Aus dem Grund, weil diese freien Einzelbestandteile, eben die Ionen, elektrisch geladen sind, und sich auf Grund ihrer entgegengesetzten elektrischen Ladung, als Anionen (Chlorid) und Kationen (Natrium), gegenseitig in Spannung halten. Es fragt sich nun, wieviel Bestandteile des Quellsalzes sich in solcher Dissoziation befinden. Im allgemeinen ist der Dissoziationsgrad der Mineralwässer ein sehr hoher. Er beträgt 0,7—0,8, d. h., etwa ¾ aller Moleküle sind dissoziiert, also in Ionen gespalten. Gerade darauf aber beruht ja, wie gesagt, die Wirksamkeit des Wassers. Dieser Vorgang gilt für alle, auch für die in geringeren Bestandteilen vorhandenen Salze. Durch diese I o n e n w i r k u n g wird die Wirksamkeit eines Wassers eine nahezu unabsehbare, da man sich vorzustellen hat, dass neben den Salzmolekülen die Ionen aller, auch der seltensten Bestandteile vorhanden sind. Das bedeutet für den Kochbrunnen bei den freien Ionen von 80 verschiedenen Salzen etwa 98 mehr oder weniger wirksame Bestandteile (Hintz und Grünhut).

Die obige Tabelle ist nun, wie es in der wissenschaftlichen physikalischen Chemie üblich ist, so berechnet, dass man, um

eine zu grosse Komplikation zu vermeiden, annimmt, es seien
sämtliche, also 100 % aller Moleküle, in die Lösung übergegangen.

Wichtig für das Verständnis der Wirkung eines Mineralwassers ist auch seine von der Anzahl und nicht der Art der
gelösten Moleküle und Ionen abhängige „o s m o t i s c h e
K o n z e n t r a t i o n". Die Gefrierpunktserniedrigung, die
hierfür ein Maß abgibt, beträgt beim Kochbrunnen nach Hintz
und Grünhut — 0,491 ° C. Dieser Wert steht dem für das
menschliche Blut berechneten (0,56) so nahe, dass man den
Kochbrunnen als dem B l u t e „i s o t o n i s c h" ansehen kann.

Das Kochbrunnenwasser ist, wie es der Quelle entströmt,
fast klar. Eine bedeutungslose leichte Trübung beruht auf der
Anwesenheit fein verteilter, nicht gelöster Substanzen. Es
riecht wenig, sein Geschmack wird mit dem einer dünnen
Fleischbrühe verglichen. Meist wird es ohne Widerwillen,
sehr häufig sogar gern getrunken, nur hier und da ist eine
gewisse Gewöhnung nötig. Steht das Thermalwasser einige
Stunden an der Luft, so scheidet sich an der Oberfläche ein
feines Häutchen ab, die sogenannte „Badehaut". Die zur Her-
stellung der gewünschten Temperatur des Bades meist nötige
Durchmischung des Wassers zerstört natürlich diese Haut,
deren Vorhandensein oder Abwesenheit für den Badenden
ohne Belang ist. Sie besteht aus unlöslichen Metalloxyden
und Karbonaten der E r d k a l i e n, die durch die Oxydation
infolge der Lufteinwirkung und durch das Entweichen der
Kohlensäure gefällt wurden. Auf den nämlichen Vorgängen
beruhen die Sinterbildungen. Am frühesten scheiden sich
Eisenoxyd und seine Verbindungen ab. Infolgedessen erscheinen die Sinterkrusten im Quellbassin und an den
Wandungen der diesem benachbarten Leitungsröhren lebhaft
rot, in weiterer Entfernung hört, weil die später ausfallenden
Kalksalze nunmehr vorherrschen, diese Färbung allmählich
auf. In Rücksicht auf den Sinter, durch welchen einfache
Metallröhren angegriffen werden, geschieht die Weiterleitung
des Thermalwassers nur in emaillierten Metallröhren, Stein-
gutröhren oder gemauerten Kanälen.

In neuester Zeit ist noch eine sehr wichtige Eigenschaft
der Wiesbadener Quellen festgestellt worden, nämlich ihre
R a d i o a k t i v i t ä t. Es geschah dies durch Untersuchungen
von A. Schmidt, Hintz und Grünhut und insbesondere von
F. Henrich (Erlangen). Der letztere Forscher prüfte etliche
der wichtigsten Quellen und fand sowohl ihr Wasser wie ihre
Gase und ihre Sinter kräftig radioaktiv, und zwar in der Form,
die man als E m a n a t i o n bezeichnet. Henrich weist auf
die Möglichkeit hin, dass die Verlangsamung der Abkühlung,

die man für das Thermalwasser gegenüber gewöhnlichem Wasser nachgewiesen hat, vielleicht auf die Wärmeentwicklung zurückzuführen ist, mit der die Zersetzung der Radiumemanation verbunden ist.

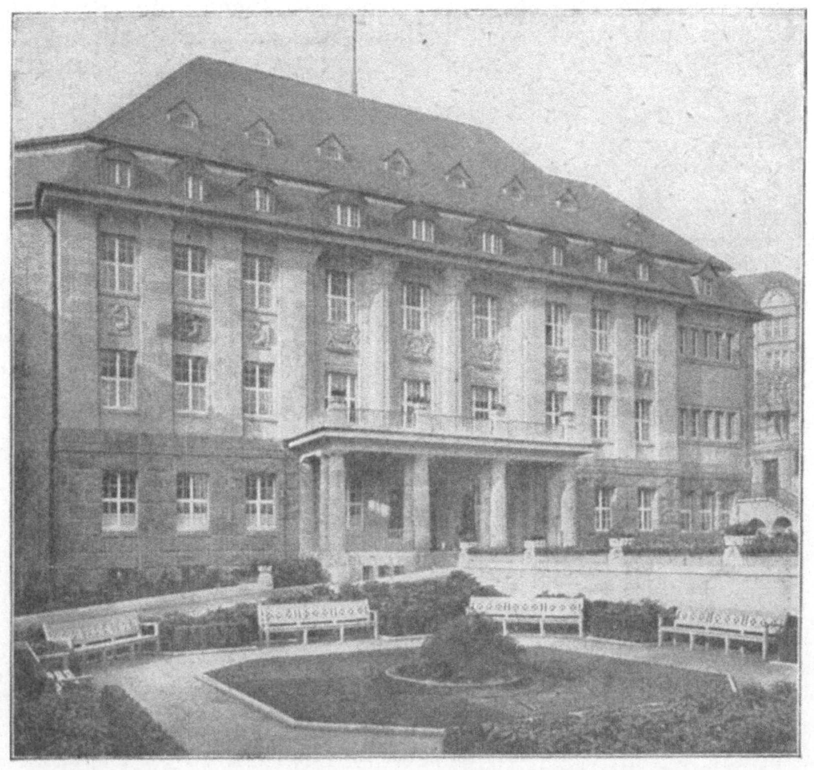

Kaiser-Friedrich-Bad.

Das Thermalwasser, das den Mineralquellen entströmt, ist mittelst Bade-, Trink- und Inhalationskuren zur Behandlung und Heilung zahlreicher Krankheitszustände, auf die später noch im einzelnen eingegangen werden wird, hervorragend geeignet. Von den zahlreichen öffentlichen und privaten Badehäusern Wiesbadens verdient in erster Reihe Erwähnung: das städtische Badhaus und Inhalatorium

„Kaiser-Friedrich-Bad".

Im Gebiet der Thermalquellen errichtete die Stadt Wiesbaden in den Jahren 1910—1913 nach den Plänen des Baurat

P e t r i und Architekten P a u l y unter sachverständiger Mitwirkung des jetzigen Stadtmedizinalrates Dr. F r i e d l a e n d e r das städtische Badhaus und Inhalatorium „Kaiser-Friedrich-Bad". Zweck des Baues war, neben den in Privatbesitz befindlichen und für die wachsende Zahl der Kurgäste nicht mehr ausreichenden Hotelbadehäusern, in denen die Kurgäste wohnen und zugleich ihre Bäder nehmen, ein Badhaus zu

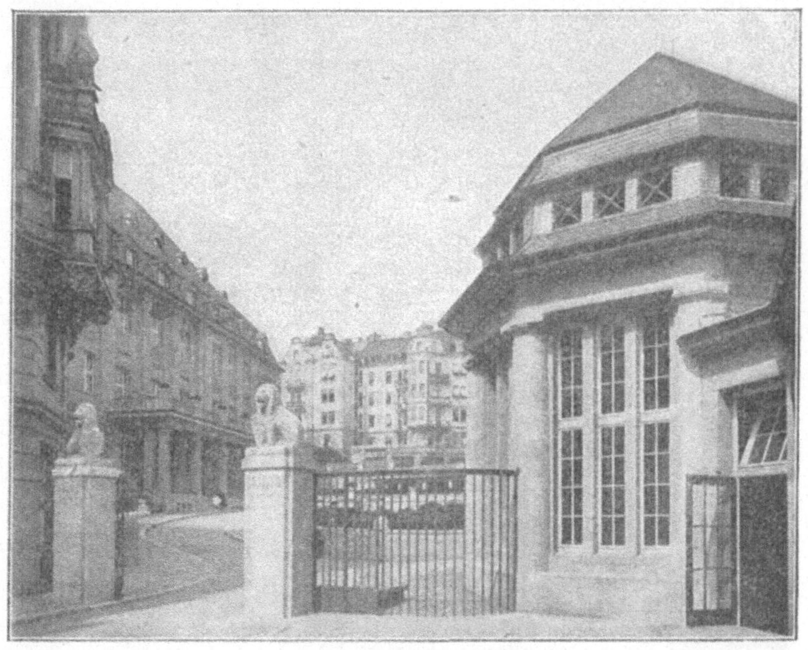

Kaiser-Friedrich-Bad mit Adlerquelle.

haben, in welchem neben jeder Art der Anwendung der Wiesbadener Thermalquellen auch die hauptsächlichsten physikalischen Heilmethoden Aufnahme finden sollten. Durch die Mitwirkung namhafter Künstler bei der Innenausstattung ist ein mustergültiges, den neuesten Erfahrungen auf dem Gebiete des Badewesens und der medizinischen Wissenschaft entsprechendes Badhaus in reicher, gediegener und ästhetischharmonischer Ausführung entstanden.

Zur Versorgung des Badhauses mit Thermalwasser dient die A d l e r q u e l l e, welche neben dem Eingang zum gärtnerisch angelegten Vorplatz des Badhauses liegend, mit einem kleinen Tempel überbaut ist, an den sich rings um den Vorplatz eine Wandelhalle mit Gelegenheit zur Trinkkur anschliesst.

Für die Abgabe von T h e r m a l b ä d e r n sind insgesamt 56 Badekabinen vorhanden, die, in 3 Stockwerken verteilt, sich in zwei Klassen scheiden. Die S a l o n b ä d e r besitzen anschliessend an die eigentliche Badekabine einen ebenso grossen Raum, der zum An- und Auskleiden bestimmt, mit Ruhebett versehen, behaglich und komfortabel eingerichtet ist. Die einfachen Thermalbäder bestehen nur aus der Badekabine selbst, während in unmittelbarer Nähe zum Ruhen zwei grössere, mit Ruhebetten ausgestattete Räume bestimmt sind. Die Badekabinen besitzen glasierte Feuertonwannen, meist ganz in den Fussboden eingelassen und mit Stufen versehen, in bequemster Weise zugänglich. Um auch schwer beweglichen Kranken das Baden zu ermöglichen, ist in einer Badekabine eine besondere Hebevorrichtung zum Einbringen dieser Kranken in die Wanne vorhanden. Ein Teil der Thermalbadekabinen ist auch zur Abgabe von Süsswasserbädern, sowie von K o h l e n s ä u r e - und S a u e r s t o f f b ä d e r n unter Verwendung von Thermal- oder Süsswasser eingerichtet.

Ein besonders luxuriös ausgestattetes Bad, das „Luxusbad", dient zur Befriedigung weitgehendster Ansprüche.

Erwähnung verdient noch, dass eine Reihe von Badekabinen mit einer T h e r m a l h o c h d r u c k d u s c h e versehen sind, d. h. einer nach Druck und Temperatur regulierbaren Dusche, die mit einem beweglichen Schlauch dem Kranken in der Badewanne appliziert wird. Auch die Abgabe von D u s c h m a s s a g e n mit Thermal- oder Süsswasser ist berücksichtigt.

Einen grossen Raum des Badhauses nimmt die Abteilung für r ö m i s c h - i r i s c h e und D a m p f b ä d e r in Anspruch, die an die grossartigen Anlagen der römischen Thermen erinnern. Den Mittelpunkt bildet eine mit Kachelbekleidung ausgestattete und mit Friesbildern geschmückte Halle, ein Schwimmbecken 9×12 m und ein kleineres Becken, das sog. Wildbad mit strömendem warmem Thermalwasser enthaltend, um die sich zwei auf 65 bzw. 75 ° C erwärmte Schwitzräume mit trockner heisser Luft, ein Dampfraum, Massage- und Duscheräume mit den verschiedenartigsten Duschen, sowie die mit Ruhebetten versehenen Auskleidekabinen gruppieren.

Ein in einem Nebenraum aufgestellter Lichtbadkasten ermöglicht das Nehmen e l e k t r i s c h e r L i c h t b ä d e r unter Benutzung der Einrichtung der römisch-irischen Abteilung.

Um den Badegästen auch Gelegenheit zu M o o r b ä d e r n zu geben, insbesondere zu einer Jahreszeit, in der viele andere Kurorte geschlossen sind, ist in das Kaiser-Friedrich-Bad eine Moorbäderabteilung mit 5 Kabinen aufgenommen.

Die aus dem Rhöngebirge stammende Moorerde wird in einer sog. Moorküche unter Verwendung von Thermalwasser und Dampf zu einem Brei von gewünschter Dichtigkeit und Temperatur verarbeitet und sodann mittelst D r u c k l u f t den einzelnen Badewannen in den Kabinen in gusseisernen Rohrleitungen zugeführt. In den Kabinen befinden sich zwei zusammengebaute Feuertonbadewannen, die eine für das Moorbad, die andere für das nachfolgende Reinigungswasserbad bestimmt. Der Moorbrei wird nach Gebrauch in Sammelgruben abgelassen und durch Abfuhrwagen entfernt.

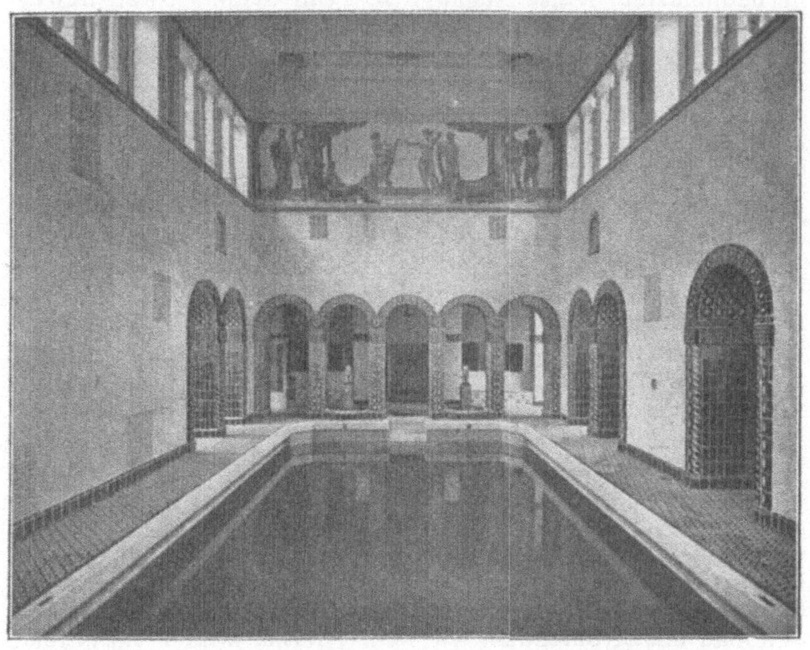

Kaiser-Friedrich-Bad (Innenansicht).

Dieses System, bei dem die sonst üblichen fahrbaren Moorbadewannen mit ihren mancherlei Unzuträglichkeiten vermieden sind, hat sich als ausserordentlich praktisch erwiesen. Den Moorbädern angegliedert ist eine Kabine für heisse S a n d b ä d e r. Der Badegast wird in einer dazu geeigneten Holzwanne in fein gesiebten, vorher gereinigten und hocherwärmten Sand eingebettet und erhält nach dem Sandbad ein warmes Wasserreinigungsbad.

30

Für Hydrotherapie (Wasserbehandlung)
sind 2 getrennte Abteilungen für Damen und Herren vorhanden, die je 12 Auskleidekabinen aufweisen. Ganz besonders vornehme Ausstattung weisen die eigentlichen Behand-
lungsräume auf mit Majolikaverkleidung, in pompejanischem
Stil gehaltener Deckenmalerei und Säulen aus buntem nassauischen Marmor.

Für die einzelnen hydrotherapeutischen Behandlungen ist
durch Duschen und Badewannen verschiedenster Art, durch
Dampf- und elektrische Lichtbadekasten, Massage und Ein-
packbänke, durch ein grösseres Tauchbecken mit temperiertem
Wasser usw. reichlich gesorgt.

Im Anschluss an die hydro-therapeutischen Abteilungen
befinden sich die Räume für elektrische Wasser-
bäder und für lokale Behandlung mit heisser
Luft. Diese letztere Abteilung enthält zahlreiche mit elektrischen Heizwiderständen versehene und für die Behandlung der
verschiedensten Körperteile mit heisser Luft bis zu 110 ° C
bestimmte Apparate nach dem System von Dr. Tyrnauer.

Auch die Fangobehandlung ist als bekanntes und
bewährtes Heilmittel in das Badhaus aufgenommen worden in
einer Abteilung mit 7 Ankleide- und Ruhekabinen. Der aus
der Eifel stammende Fango (zu deutsch Schlamm), ein Produkt
vulkanischen Ursprungs, wird mit heissem Wasser zu einem
dichten Brei gerührt, auf den zu behandelnden Körperteil auf-
getragen, der sodann fest in Tücher eingepackt und längere
Zeit in der feuchtwarmen Packung ruht. Für die Packungen
ist ein besonderer Behandlungsraum vorhanden, an den sich
ein mit Dusche und Reinigungswasserbädern versehener Raum
anschliesst.

Das Inhalatorium, eine grosse, für sich ab-
geschlossene Abteilung, ist unter ganz besonderer Beachtung
aller hygienischen Forderungen eingerichtet. Die einzelnen
Inhalationsräume gruppieren sich um einen für den Aufenthalt
der Gäste vor und nach der Inhalation bestimmten Vorraum.
Den Hauptteil bilden die Einrichtungen zur Inhalation von
Wiesbadener Thermalwasser, wobei zwischen Raum- und
Apparat-Inhalation zu unterscheiden ist. Für erstere
stehen 3 Räume mit zusammen 45 Sitzen, sowie 4 Kabinen mit
je 1 Sitz zur Verfügung, in denen durch Spezialapparate das
Thermalwasser äusserst fein zerstäubt wird, und in denen die
Gäste, mit Schutzmantel bekleidet, in bequemer Weise sich
aufhaltend, die mit dichtem Thermalwassernebel gefüllte
Raumluft einatmen. Durch besondere Einrichtung ist der
Feuchtigkeitsgrad der Raumluft einstellbar, so dass auch sog.

Trockeninhalation verabreicht werden kann. Die A p p a r a t -
I n h a l a t i o n besitzt 23 Einzelapparate, die, um jede gegen-
seitige Belästigung der Gäste zu vermeiden, in vollständig
getrennten Kabinen untergebracht sind. In 2 Kabinen sind
für spezielle Nasenbehandlung Apparate mit starker mechani-
scher Wirkung aufgestellt.

Neben dem Wiesbadener Thermalwasser kommen für
die Inhalation auch andere Mineralwässer, besonders
S c h w e f e l w a s s e r , zur Anwendung.

Für die Inhalation von Medikamenten sind 5, ebenfalls in
Kabinen untergebrachte Apparate vorhanden, die auch mit
Zuführung von Sauerstoff benutzt werden können. Schliesslich
sind noch zu erwähnen 5 Apparate für p n e u m a t i s c h e
und S a u e r s t o f f - I n h a l a t i o n , ferner die Einrichtungen
zum Gurgeln.

Nicht vergessen werden dürfen endlich die zu einem solch
ausgedehnten Bade- und Inhalationsbetrieb erforderlichen umfangreichen t e c h n i s c h e n E i n r i c h t u n g e n , die, wenn
sie auch für den Besucher des Kaiser-Friedrich-Bades wenig
oder gar nicht in Erscheinung treten, doch für die Abwicklung
des geordneten Betriebes von grosser Bedeutung sind. Die
Heizungs- und Lüftungsanlage, die Warmwasserbereitung, die
Wasserzuführung zu den einzelnen Badeabteilungen, die
Druckluftanlage für das Inhalatorium, die Wäscherei, sie alle
sind nach den neuesten Erfahrungen ausgeführt und peinlichst
den Betriebsbedürfnissen angepasst.

Zu erwähnen wäre noch, dass im Kaiser-Friedrich-Bad
kein besonderer Arzt angestellt ist, sondern dass das Etablisse-
ment sämtlichen Wiesbadener Ärzten zur Benutzung für ihre
Kranken gemäß ihrer besonderen Verordnung zur Verfügung
steht.

Die Trinkhalle.

Die Wiesbadener Quellen sind, wie mehrfach hervorgehoben, für Badekuren ebenso wichtig, wie für T r i n k -
k u r e n . Der Ausführung der letzteren dient die in den
Jahren 1888 bis 1890 erbaute K o c h b r u n n e n - T r i n k -
h a l l e mit daranschliessender Wandelhalle. Sie liegt im
Zentrum der Kurstadt, in nächster Nähe von Kurhaus,
Theater und den grossen Badehotels, von einer schmucken
Anlage umgeben, und ist unmittelbar über der grossen Koch-
brunnenquelle erbaut. Der Boden ist daher in der Umgebung der Trinkhalle besonders stark durchwärmt, die
Bodentemperatur 5—12 Grad höher wie in den übrigen Teilen

der Stadt. Schnee bleibt hier kaum liegen. In den Frühjahrs-
monaten spriessen hier schon sehr zeitig Frühlingsblumen und
das Grün der Sträucher heraus. Die Trinkhalle umschliesst
ein grosses, granitenes Bassin, in welchem aus 15 Einzeladern
zusammengeleitet, die mächtige Quelle frei emporsprudelt.

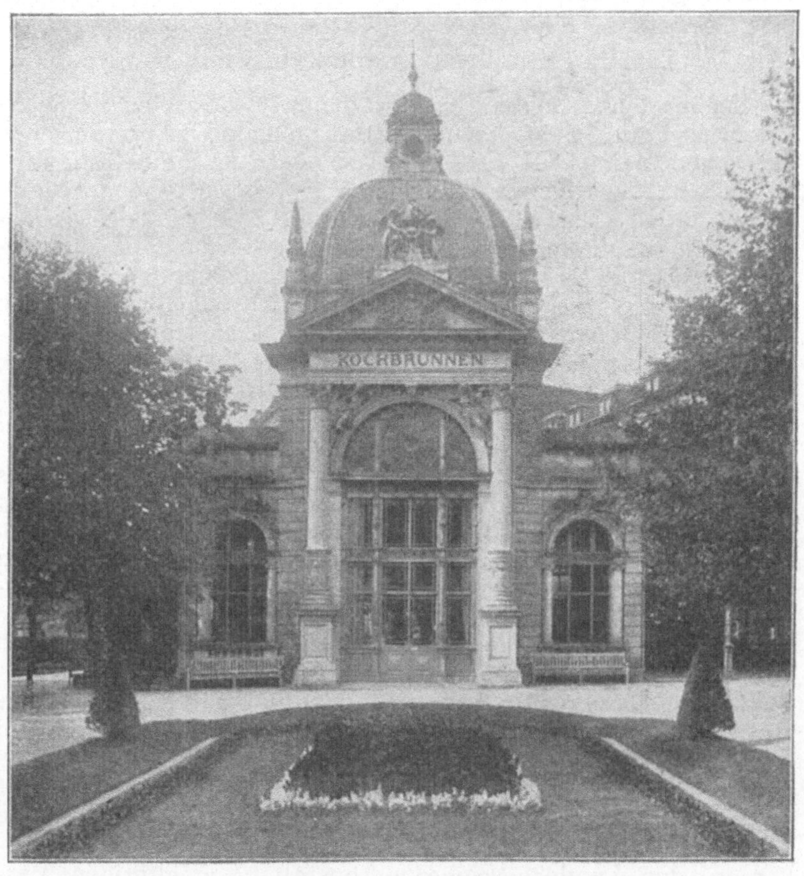

Kochbrunnen (Trinkhalle).

Hier wird direkt das Wasser zur Trinkkur geschöpft; in der
daran sich anschliessenden geräumigen, von Glaswänden um-
schlossenen Wandelhalle, die im Winter geheizt ist, promeniert
das mit der Trinkkur beschäftigte Publikum, ebenso in den
Anlagen, welche den Bau umgeben. Auch Konzerte finden

hier statt; die frühen Morgenstunden, dann Mittag und Spät-
nachmittag sind hier die Hauptzeiten der Kur.

Ausser in dieser städtischen Trinkhalle ist im Anschluss
an das Kaiser-Friedrich-Bad, sowie in den mit eigenen Quellen
versehenen Badehäusern Gelegenheit zur Trinkkur. Erfahrungsgemäß wird aber gerade die städtische Trinkhalle besonders gerne aufgesucht.

Sonstige Kurmittel, ärztliche Institute usw.

Neben dem oben beschriebenen städtischen Kaiser-
Friedrich-Bad, das von einer hervorragenden amerikanischen
ärztlichen Zeitschrift als „the last word in balneotherapy"
bezeichnet wurde, sind die meisten Hotels, insbesondere diejenigen, die über eine eigene Quelle verfügen, mit ausgezeichneten und mannigfachen Badeeinrichtungen versehen. Ausserdem besteht noch eine grosse Anzahl ärztlich geleiteter Institute für Heilgymnastik (mediko-mechanische Institute nach
den Systemen von Zander, Herz usw.), Licht- und Röntgenbehandlung, Röntgendiagnostik, Diathermie, Hydrotherapie,
Übungsbehandlung bei Gehstörungen · (Methode Frenkel-
v. Leyden) usw. (Verzeichnis der ärztlichen Institute s. unten.)

Im ganzen stehen in Wiesbaden etwa 1000 Thermalbade-
zellen zur Verfügung, unter denen sich je nach der Klasse des
betreffenden Hotels und Badehauses alle Abstufungen in bezug
auf Ausstattung und Komfort finden. In vielen grösseren
Badehäusern wird das Thermalwasser auch in die oberen
Etagen zu den mit eigenen Badezellen verbundenen Apparte-
ments hinaufgepumpt, andernfalls verbinden Aufzüge die
Fremdenzimmer mit den Badezellen. Thermalduschen sind
vielfach vorhanden.

Neben dem Kaiser-Friedrich-Bad befindet sich auch das
Hotel und Badehaus „S c h ü t z e n h o f" mit der sehr ergiebigen
Schützenhofquelle im Besitz der Stadt. Der an die Kranken-
haus- und Fürsorgeverwaltung angegliederte Schützenhof dient
einem doppelten Zweck. Zunächst werden dort bedürftige
Kurgäste, hauptsächlich solche, die von auswärtigen Kranken-
kassen, den Landesversicherungsanstalten, wohltätigen Ver-
bänden usw. hierher überwiesen werden, untergebracht,
um unter Leitung des Oberarztes des städt. Krankenhauses
eine Kur durchzumachen. Ferner ist im Schützenhof das
s t ä d t i s c h e A l t e r s h e i m untergebracht, in das die
Fürsorgeverwaltung bedürftige alte Leute zum ständigen
Aufenthalt überweist.

Besondere Erwähnung verdienen die neben den muster-
gültigen öffentlichen Krankenhäusern in grosser Zahl vor-

handenen, von hervorragenden Spezialärzten geleiteten
Privat-Sanatorien mit ihren mannigfachen therapeutischen Einrichtungen. Auf diätetische Behandlung,
die übrigens auch in den meisten Hotels und Pensionen nach
ärztlicher Vorschrift durchgeführt werden kann, wird in diesen
Sanatorien besonderer Wert gelegt. Wie aus dem Verzeichnis
der Sanatorien (s. unten) hervorgeht, stehen für die verschiedensten Indikationen: Nerven-, Magen-, Darm- und Stoffwechselkranke, Augenkranke, chirurgisch-orthopädische Fälle
usw. Spezial-Sanatorien zur Verfügung.

Für die Ausführung von Terrainkuren (System
Oertel) ist Wiesbadens nähere und weitere Umgebung ganz
besonders geeignet.

Die folgende Übersicht soll dem Kurgast einen Begriff
geben von den Behandlungs- und Heileinrichtungen, die in den
öffentlichen und privaten Krankenhäusern, Kliniken und ärztlich geleiteten Instituten, Sanatorien usw. vorhanden sind:

Verzeichnis der Wiesbadener Krankenhäuser, Privat-Sanatorien und ärztlich geleiteten Institute.

a) Öffentliche Krankenhäuser:

Allgemeines Städtisches Krankenhaus, Schwalbacher Strasse, mit Spezialabteilungen für innere Kranke (Oberarzt Dr. Géronne), chirurgische Kranke (Oberarzt Professor Dr. Landow), Frauenkrankheiten und Geburtshilfe (Sanitätsrat Dr. Kretschmar), Haut- und Geschlechtskranke (Dr. Gutmann). Ein nach dem Pavillonsystem erbautes mustergültiges Krankenhaus, mit den modernsten hygienischen, technischen und medizinischen Einrichtungen ausgestattet.

Paulinenstift, Krankenhaus für innere und chirurgische Kranke, Chefarzt Professor Dr. Heile, Direktor der chirurgischen Abteilung; verbunden mit Säuglingsheim und Kinderabteilung Luisenheim (Chefarzt der inneren Abteilung und Kinderabteilung Sanitätsrat Dr. Koch).

St. Josefs-Hospital, Krankenhaus für chirurgische Kranke (Professor Dr. Hackenbruch) und Frauenkrankheiten (Sanitätsrat Dr. Wehmer).

Krankenhaus zum Roten Kreuz für innere und chirurgische Kranke, Schöne Aussicht 41. Freie Arztwahl.

Hospiz zum Heiligen Geist, Friedrichstrasse. Innere Kranke und Erholungsbedürftige, leitender Arzt Sanitätsrat Dr. Schrank.

Polikliniken und öffentliche Ambulatorien.

b) Wiesbadener Privat-Sanatorien:

Sanatorium Abend-Arnold, für innere und Nervenkrankheiten, speziell Magen-Darm-Krankheiten, Parkstrasse 30, Dr. Arnold.

Kuranstalt Dietenmühle, für innere und Nervenkranke, Einrichtung für die gesamte physikalische diätetische Therapie, Parkstrasse 44, leitender Arzt Dr. Mörchen.

Sanatorium Dr. Dornblüth, für innere und Nervenkranke, speziell Entziehungskuren, Händelstrasse 15, Sanitätsrat Dr. Dornblüth.

Sanatorium Dr. Lubowski, für innere und Nervenkranke, physikalische und diätetische Behandlung, Gartenstrasse 20, Sanitätsrat Dr. Lubowski

Sanatorium Nerotal, für innere und Nervenkranke, physikalische und diätetische Heilverfahren, Psychotherapie, Nerotal 18, Professor Dr. H. Vogt.

Chirurgisch-orthopädisches Sanatorium Dr. Guradze, mediko-mechanischer Übungssaal, Prothesenwerkstatt, Mainzer Strasse 3, Sanitätsrat Dr. Guradze.

Dr. Pagenstechers Augenklinik, Taunusstrasse 63.

c) Ärztlich geleitete Institute (Ambulatorien):

Dr. Amsons Institut für Mechanotherapie und Orthopädik, Taunusstrasse 6.

Dr. Badts Institut für Behandlung von Gehstörungen (Übungsbehandlung nach Frenkel-Leyden.

Dr. Hülsemanns mediko-mechanisches Institut und orthopädische Abteilung des Augusta-Viktoria-Bades.

Dr. Katzensteins mediko-mechanisches Institut, Nassauer Hof.

Dr. Staffels mediko-mechanisches Institut (System Zander), Mainzer Str. 13, Sanitätsrat Dr. Staffel.

Dr. Steins Institut für mediko-mechanische Therapie, Röntgenverfahren und Lichtbehandlung, Rheinstrasse 7, Sanitätsrat Dr. Stein.

Physikalisches Institut von Hofrat Dr. Kraffert, Taunusstr. 39, Sanitätsrat Dr. Kraffert.

Licht- und Heilanstalt und physikalische Behandlung von Dr. Kranz-Busch (Homöopath), Taunusstrasse 23.

d) Spezial-Röntgen-Institute:

Institut für Röntgenbehandlung u. Diagnostik von Dr. Mahr, Mainzer Str. 22.

Institut für Röntgenbehandlung und Diagnostik von Professor Dr. Köhler, Thelemannstrasse 1.

V. In welchen Krankheitsfällen ist eine Kur in Wiesbaden angezeigt?

Schon ein einfaches Wasserbad beeinflusst die vitalen Vorgänge des menschlichen Organismus in elementarer Weise; als der wichtigste Faktor hierbei ist die Wärmewirkung anzusehen. Denn das den Körper allseitig umgebende warme flüssige Medium hat eine tiefgreifende Wirkung, unmittelbar auf die Füllung der Blutgefässe der Haut und damit auf die Wärme regulierende Tätigkeit der äusseren Bedeckung. Ein mächtiger Reiz wird ferner. auf die in der Haut liegenden Nerven-Endigungen ausgeübt, und auf diese Weise indirekt der gesamte Wärmehaushalt des Körpers gewaltig beeinflusst.

Ein warmes Bad hat eine mächtige wärmesteigernde Wirkung
auf den Körper. Sowohl auf dem Wege der Zirkulation, wie
auf dem Wege der Erregung der nervösen Elemente, gewinnt
ein warmes Bad aber bekanntlich auch Einfluss auf die gesamten Innervationsvorgänge des Körpers, auf die Oxydation
der Körperelemente und damit auf den gesamten Stoff-
wechselhaushalt des Organismus.

Die physiologischen Wirkungen des Thermalbades auf den Organismus.

Wenn auch beim Thermalbad der für unsere Sinnes-
elemente zunächst und hauptsächlich in Erscheinung tretende
Faktor die Wärme ist, so wäre es doch ein fundamentaler
Irrtum anzunehmen, dass nur die Wärmewirkung eines
Thermalbades der ausschlaggebende Wirkungsfaktor ist. Denn
wenn das der Fall wäre, so müsste doch die jahrtausend alte
Erfahrung allmählich gezeigt haben, dass es keinen grossen
Unterschied bedeutet für den Kranken, ob er in seiner
Wohnung ein, vielleicht mit den Badesalzen einer Quelle
durchsetztes, warmes Bad nimmt, oder ob er die umständliche
und kostspielige Reise in einen Kurort unternimmt. Eine
Mode hält sich nicht tausend Jahre, und so kann nur die
immer wieder im persönlichen Leben von Kranken und von
Ärzten gemachte Erfahrung der gewaltigen Wirkung des an
der Quelle genommenen Thermalbades der Grund sein, warum
ein Kurort wie Wiesbaden immer wieder von so vielen
tausenden von Kranken aufgesucht wird.

Die Balneologie, als Wissenschaft ein verhältnismäßig
junger Zweig der Medizin, hat auf die geheimnisvollen Zusammenhänge der Badewirkung auf den Körper manchen
hellen Lichtstrahl schon geworfen und doch wird man gerade
bei dem Studium dieser Wirkung, bei der Betrachtung der
geheimnisvollen Einflüsse, die das frisch dem tiefen Erdinneren
entsprudelnde Thermalwasser auf den kranken Körper ausübt,
immer wieder an das Goethesche Wort erinnert:

> Geheimnisvoll am ersten Tag,
> Lässt sich Natur des Schleiers nicht berauben,
> Und was sie Dir nicht offenbaren mag,
> Das zwingst Du ihr nicht ab mit Hebeln und mit Schrauben.

In der Tat hat über die wissenschaftlichen Grundlagen der
Badewirkung die Natur einen besonders geheimnisvollen
Schleier gebreitet; doch offenbart sie andererseits ihr Ge-
heimnis in den tausendfältigen Heilungen kranker Menschen.
Anzeichen sind dafür vorhanden, dass es mit der Zeit der un-
ablässigen Forscherarbeit gelingen wird, in die kausalen

Zusammenhänge zwischen Bäderwirkung und Krankheits-
heilung immer mehr einzudringen.

Die Wärmewirkung des Thermalbades auf den Körper
hängt ebenso wie beim gewöhnlichen Süsswasserbad von dem
Verhältnis ab zur Körpertemperatur. Das Wiesbadener
Thermalbad hat dementsprechend als ein sogenanntes h y p e r-
t h e r m i s c h e s B a d eine mächtige wärmesteigernde Wirkung
auf den Organismus. In der chemischen Zusammensetzung des
Thermalbades, in der an anderer Stelle des Buches betrachteten
Ionenwirkung, also in einem physikalisch-chemischen Faktor,
in dem elektrischen Reiz auf den Körper, in der Beeinflussung
des Körpers durch flüchtige Bestandteile des Bades, in der
Emanation des Radiums, oder anderen, diesem vergleichbaren
Stoffen, in der endosmotischen und exosmotischen Wirkung
zwischen Badewasser und Blutsäften sind eine Menge
gewaltiger und den Organismus tief ergreifender Wirkungen
des Thermalbades gegeben.

Der Gas- und Salzgehalt des Thermalbades stellt einen
intensiven Hautreiz dar, der die gefässerweiternde Wirkung
des gewöhnlichen warmen Bades quantitativ und qualitativ
mächtig erhöht. Auch auf die peripheren nervösen Endigungen
in der Haut üben die bezeichneten chemischen und sonstigen
genannten Faktoren eine ganz spezifische Reizwirkung aus,
und insbesondere werden die Gebiete der die Weite der Blutgefässe und die Herztätigkeit regulierenden Nerven stark
beeinflusst. Der Blutdruck erfährt je nach Dosierung des Bades
eine Steigerung oder Herabsetzung, die Harnausscheidung
erhöht sich, die Blutverteilung und bis zu einem gewissen Grad
die Blutzusammensetzung lässt nach neuen Untersuchungen
Änderungen erkennen. In intensiver Weise wird die Atmung
vertieft und beschleunigt und die den warmen Thermalbädern
entströmenden flüchtigen Bestandteile werden durch die
Atmung dem Körper zugeführt. Die ganze Summe der oben
genannten Faktoren wirkt auf den vielgestaltigen Stoffwechsel-
prozess des Organismus. Dazu kommt die Wirkung auf
die willkürliche und unwillkürliche Muskulatur. Krankhafte
Spannungszustände derselben lösen sich, die Absonderungen
der inneren Organe werden gesteigert, sodass eine raschere
Entleerung, z. B. des Magens, erfolgt. Die Stickstoffaus-
scheidung und die Harnmenge erhöhen sich. Nachweislich
wird der Puls kräftiger und voller. Das zentrale und periphere
Nervensystem wird in beruhigendem und sedativem Sinne
beeinflusst. Hiermit im Zusammenhang steht die s c h m e r z -
l i n d e r n d e Wirkung des Wiesbadener Thermalbades, auf
die Weintraud und neuerdings Géronne mit besonderem Nach-
druck hingewiesen hat. Die Verminderung der Schmerzen im

38

Bade bewirkt ein Nachlassen der durch den Schmerz bedingten reflektorischen Muskelspannung und gestattet dem Kranken aktive Bewegungen auszuführen, zu denen er ausserhalb des Bades nicht befähigt ist. Auf diese Weise wird die Wiederherstellung erkrankter Gelenke wesentlich gefördert.

Eine eigenartige Bedeutung kommt sicher der von Frankenhäuser studierten Beeinflussung der Haut zu. Die Haut trennt zwei verschieden konzentrierte Salzlösungen, das Badewasser einerseits, und die Blut- und Körpersäfte andererseits voneinander. Eine Durchdringung und Absorption der unserer Analyse zugänglichen chemischen Bestandteile des Badewassers durch die Haut findet nicht statt und doch bewirkt zweifellos ein der Endosmose verwandter Vorgang eine gewaltige Saftströmung mindestens innerhalb des Körpers von dem Inneren nach der Oberfläche hin. Menge und Beschaffenheit der im Badewasser gelösten Stoffe gewinnen so ungeahnte Bedeutung. Wissenschaftliche, von Prof. Bechhold in Frankfurt a. M., dem Leiter des Institutes für Kolloidforschung, über diese Fragen im Auftrage der Stadt Wiesbaden ausgeführte Untersuchungen sind im Gange. Ausserdem aber imbibiert sich die Haut im salzhaltigen Bade mit den Stoffen des Badewassers. Diese bleiben an der Oberfläche und innerhalb der äussersten Schichten der Haut fest anhaften und so bildet sich ein dem Körper fest und lange Zeit umschliessender Salzmantel (Glax), eine feinste mikroskopische Salzkruste, die sich bei einer längeren Badekur von Woche zu Woche verstärkt und auch nach Beendigung der Badekur noch lange der Haut anhaften bleibt. Der Reiz ihrer Salzkristalle auf die Haut trägt sicherlich viel zur Wirkung der Bäder bei und erklärt die Erfahrungstatsache, dass oft erst in der „Nachkur" der Erfolg sich bemerkbar macht.

Auch die tägliche Beobachtung gibt Hinweise auf die tiefgreifende Wirkung des Badens: Oft zeigen schmerzhafte Zustände: Gelenkleiden, Ischias, nach den ersten Bädern eine gewaltige, wenn auch vorübergehende Schmerzsteigerung. Allzu intensives warmes Baden im Thermalbad lässt einen Hautausschlag entstehen, den man ja in alten Zeiten als besonders wirksam angesehen hat; kranke Organe überhaupt lassen schon nach den ersten Bädern durch Veränderung ihrer Zirkulationsverhältnisse, durch verstärkte Aufsaugung oder Ausschwitzung häufig die Badewirkung in beinahe messbarer Form erkennen. Auch die Nebenwirkungen des Bades, die charakteristische Müdigkeit nach den ersten Bädern, der Einfluss auf den Schlaf usw., gibt Hinweise auf die Badewirkung. Diese unter dem Namen „Bade-Reaktion" zusammengefassten Erscheinungen sind den Wiesbadener

Ärzten von jeher bekannt. Sie sind neuerdings — wohl nicht mit Unrecht — als „negative Phase" der Protoplasma-Aktivierung im Sinne Weichardts gedeutet worden, wie man denn überhaupt den Vorgang der Protoplasma-Aktivierung verschiedentlich herangezogen hat, um die Heilwirkung der Thermalbäder und mancher physikalischer Methoden näherzubringen. In dieses Gebiet gehören auch die von Erich Hoffmann und Walter Krebs aufgestellten Theorien über die „Esophylaxie" d. h. über die Möglichkeit einer nach innen gerichteten Funktion der Haut, mittelst der Schutz- und Heilstoffe produziert werden, die den Schutz gegen Krankheit und den Kampf gegen dieselbe wesentlich unterstützen. Es ist nicht von der Hand zu weisen, dass Thermalbäder und andere physikalischen Behandlungsmethoden geeignet sind, diese esophylaktische Tätigkeit der Haut in hohem Maße anzuregen.

Nie soll, wie das eigentlich sich von selbst versteht, ohne Leitung eines balneologisch erfahrenen Arztes eine Wiesbadener Kur gebraucht werden. Die Neigung zu Blutungen mannigfachster Art, manche Neubildungen, weit vorgeschrittene Stadien der Gefäss-Verkalkung, manche Herzkrankheiten und Hautkrankheiten, können unter Umständen die Durchführung einer Wiesbadener Thermalkur verbieten; nur der Arzt kann das verantwortlich entscheiden.

Ebenso ist es Sache des Arztes zu bestimmen, in welcher Intensität und Häufigkeit die Bäder genommen werden sollen. Ein Blick auf die oben geschilderten, tiefwirkenden Einflüsse des Thermalbades auf den Organismus lässt eine exakte Dosierung der im Bade wirksamen Faktoren nicht weniger notwendig erscheinen als eine solche von Medikamenten.

Und nicht von dem Bad allein, sondern auch von der Trinkkur in Wiesbaden muss hier die Rede sein. Eine regelmäßige Trinkkur bringt eine gewaltige Spülung des Organismus mit sich. Gemäß seiner dem Blut fast isotonischen Zusammensetzung reizt das Thermalwasser die Schleimhäute nicht und doch wirkt es durch Nervenerregung und den chemischen Einfluss auf Speichel- und Magensaft-Absonderungen, auf die Drüsen der gesamten Verdauungsorgane, auf die Nierentätigkeit bedeutsam und gewaltig ein. Auch an dem Atmungsapparat lässt sich bei Trinkkuren durch die Wirkung auf die Sekretion der Schleimhäute eine nachhaltige Wirkung, z. B. bei Katarrhen, erzielen. Auch hier ist nicht weniger, wie bei der Badekur, die ärztliche Kontrolle erforderlich. Denn die Wirkungen des Kochbrunnens sind natürlich ganz andere, je nachdem er warm oder kalt getrunken wird. Warm wirkt er den Magensaft fördernd. Er steigert die Resorption durch die Gefässwirkung im Verdauungskanal, wirkt krampfstillend, beruhigend und unter Umständen fast verstopfend. Das abgekühlte Wasser wirkt entgegengesetzt fördernd und anregend auf die Peristaltik. So kann auf verschiedenen Wegen die Verdauungskraft der Magen- und Darmsäfte durch eine Trinkkur gesteigert werden. Auch die Galle-bereitenden Organe nehmen an dieser Wirkung teil. Man hat bei allen diesen Wirkungen nicht nur an die direkten Wirkungen des Thermalwassers im Körper zu denken, sondern noch vielmehr an jene physikalisch-chemischen Abläufe, die bei der äusseren Haut oben erwähnt sind, Osmose und Katalyse, also selbst fermentartige Wirkung.

Auch auf dem Wege der Inhalation lässt sich das zerstäubte, oder verdampfende Thermalwasser für den Körper wirksam machen. Hier sind es auch die flüchtigen Bestandteile des Brunnens, die wirksam werden. Ja es ist nicht unwahrscheinlich, dass der länger dauernde Aufenthalt in den Baderäumen, wo der Organismus unweigerlich den flüchtigen Bestandteilen des Wassers ausgesetzt ist, das häufige Spazierengehen in der Nähe der Quelle, der Aufenthalt in der Trinkhalle und den Promenaden am Kochbrunnen dauernd den Körper, der sich in diesem vom Thermalwasser ausgehenden Fluidum bewegt, auf unsichtbare und unmerkliche Weise immer wieder mit den Wirkungen des Heilwassers in Berührung bringt.

Die Heilwirkungen des Thermalwassers.

Wiesbaden hat von alters her seinen Weltruhm bei Heilung der Krankheiten der Bewegungsorgane: R h e u m a - t i s m u s und die verschiedenen Arten von G e l e n k - e r k r a n k u n g e n. Schon frühzeitig gesellten sich zu diesen Krankheitsfällen, und die tiefere Erkenntnis der neuen Medizin hat die Bestätigung dafür geliefert, die S t o f f w e c h s e l - k r a n k h e i t e n, also im weitesten Sinne, die Störungen des inneren Chemismus des Körpers, die ja in der Tat neben den Erkrankungen der Bewegungsorgane so oft in Wiesbaden Heilung suchen und finden; so die G i c h t, die F e t t - l e i b i g k e i t, die Z u c k e r k r a n k h e i t. Dazu treten als weitere Hauptindikationen die Erkrankungen der A t m u n g s o r g a n e, des N e r v e n s y s t e m s, H a u t - e r k r a n k u n g e n und vieles andere.

1. Die Krankheiten der Bewegungsorgane.

Der echte akute Gelenkrheumatismus lässt sich nicht immer vollständig und endgültig durch Salizylpräparate und ähnliches beseitigen. Ist der akute Zustand, der für die Badekur sich nicht eignet, abgelaufen, und ist die Heilung unvollkommen, sind Reste von Ausschwitzungen, Schmerzen, Steifigkeit zurückgeblieben, so leistet eine Wiesbadener Kur oft Wunder. Die krankhaften Gelenkveränderungen gehen rasch zurück. Die Schmerzen hören auf, die Beweglichkeit wird freier. Hartnäckige Fälle dieser Art gehen nicht selten in den

sekundären chronischen Gelenkrheumatismus

über, bei dem ausser der Bade- und Trinkkur oft eine energische Anwendung physikalischer Therapie, Massage, Gymnastik, Elektrizität, Wärmebehandlung, erforderlich ist. Die Kurdauer wird hier mindestens 4—6 Wochen betragen müssen, die Verordnung der Kurmittel muss die Gesamtkonstitution, insbesondere den Zustand des Herzens berücksichtigen. Nur der Arzt kann das entscheiden und überwachen.

Bekanntlich ist der akute Gelenkrheumatismus eine Infektionskrankheit mit spezifischem Erreger. Man trennt von ihm die

Rheumatoiderkrankung,

die sich auf dem Wege der Blutbahn an bestimmte Infektionskrankheiten anschliesst (Lungenentzündung, Streptokokkenoder Staphylokokkenerkrankung, Scharlach, Gonorrhoe, Syphilis usw.). Diese Erkrankungen sind dem akuten Gelenkrheumatismus oft recht ähnlich und neigen oft zu mehr chronischem Verlauf mit Gelenksteifigkeiten, Gelenkverdickungen, Muskelkontrakturen. Die Wiesbadener Kur ist auch hier mit Recht von alters her berühmt und bedeutet für den häufig sehr schmerzhaften Zustand eine wahre Erlösung. Insbesondere sind die Krankheitserscheinungen des

Tripper-Rheumatismus

erfahrungsgemäß dankbare Behandlungsobjekte in Wiesbaden.

Bei den

primären chronischen Gelenkleiden

fehlt ein akutes entzündliches Krankheitsstadium. Sie entwickeln sich schleichend, wie der Laie sagt, von innen heraus. Hierher gehört der primäre chronische Gelenkrheumatismus und die deformierenden Gelenkerkrankungen.

Bei dem chronischen Gelenkrheumatismus ist der ursprüngliche Sitz der Erkrankung die Gelenkschleimhaut. Von da geht der Prozess auf die äusseren Schichten der Gelenkkapsel über und von hier aus auf die das Gelenk umgebenden Teile. Später schrumpft die Gelenkkapsel, Knorpel und Knochen bleiben unberührt, werden aber durch die Schrumpfung der Kapsel gezerrt, gespannt, in ihrer Nahrungsaufnahme geschädigt, und somit das ganze Gelenk destruiert.

42

Die Krankheit tritt vorwiegend bei dem weiblichen Geschlecht auf, sie steht vielleicht mit dem Entwicklungs- und Rückbildungsvorgang der Genitalsphäre in Zusammenhang. Der Zustand kann ein quälender werden. Eine grosse Zahl der Körpergelenke, fast alle, können betroffen sein. Bewegungserschwerung, schliesslich Unbeweglichkeit, Hilflosigkeit, Schmerzen sind die Folge. Das Herz bleibt indessen gesund, und die Krankheit bedroht das Leben nicht. Bei der Osteoarthritis deformans (deformierende Gelenkerkrankung) geht die Krankheit vom Gelenkknorpel aus. Hier, und dann rasch am Knochen kommt es zu schweren Ernährungsstörungen, zu Rück- und Neubildungen. Die Gelenkkapsel wird hier im Gegensatz zu dem vorigen Krankheitszustand erst in zweiter Linie ergriffen. Schwere Veränderung der Gestalt der Gelenke sind die Folgen, insbesondere bei den stark belasteten grossen Gelenken (Knie, Hüfte). Auch diese Krankheit entwickelt sich langsam, schleichend. Das Allgemeinbefinden wird wenig in Mitleidenschaft gezogen. Abnorme Stoffwechselprodukte werden als Ursache angesehen, ähnlich wie es u. a. bei der Gicht der Fall ist. Die entscheidende Diagnose liefert in diesen Zuständen das Röntgenbild.

Behandlung und Kur können nur unter genauer Würdigung des Zustandes und somit unter der Führung eines sachkundigen Arztes geschehen. Die Neigung zum Fortschritt und das drohende Siechtum macht eine rechtzeitige, energische und wohlüberlegte Anwendung aller zu Gebote stehenden Heilfaktoren erforderlich. Es ist eine nicht zu leugnende Erfahrungstatsache, dass durch zielbewusste und rechtzeitige Behandlung diese Krankheiten sehr wohl günstig beeinflusst werden. Besonders gute Erfolge hat die Wiesbadener Kur, und sie darf daher in der Behandlung dieser Zustände an erste Stelle treten.

Bei den gesamten Gelenkerkrankungen wirkt erfahrungsgemäß W ä r m e z u f ü h r u n g sehr günstig, indem sie den Blutreichtum der peripheren Gewebsschichten erhöht, die Hauttätigkeit steigert. Die künstlich erzeugte Blutfülle in den erkrankten Gelenken, die Schweißsekretion u. a. ist sowohl für die Überwindung der Infektion wie für die Bekämpfung der lokalen Veränderungen von ausschlaggebender Bedeutung. Gerade in dieser Richtung wirkt aber entscheidend das W i e s b a d e n e r T h e r m a l b a d. Es sei hier ausserdem nochmals auf die hervorragend schmerzlindernde Wirkung des Thermalbades hingewiesen. Sie ermöglicht die passive und aktive Bewegungstherapie zunächst im Wasser und später auch ausserhalb desselben. Der Kranke verliert die Angst vor der Bewegung, er hört auf, willkürlich oder unwillkürlich der

Bewegung zu widerstreben. So erwächst der Muskulatur
neuer Lebensimpuls und neue günstige Bedingungen für ihre
Ernährung.

Das heisse Wiesbadener Thermalbad ist
daher das souveräne Mittel, um den Muskel-
zerstörungen im Anschluss an Gelenkleiden
(arthrogene Muskelatrophie) vorzubeugen.

Zu diesen Vornahmen muss, wie wohl selbstverständlich,
die Wanne geräumig und tief sein, so dass Bewegung, die vor
allem durch den Auftrieb erleichtert wird, möglich ist. Dieser
Auftrieb ist aber nur bei grösserer Wassermenge vorhanden.
Wiesbaden ist reich an allen möglichen Einrichtungen in
öffentlichen und privaten Badehäusern, Hotels, Sanatorien, um
diesen Anforderungen zu genügen. Einrichtungen, die die
Abkühlung des Badewassers verhindern, finden sich zahlreich.
Von grosser Bedeutung gerade bei der Behandlung der er-
wähnten Erkrankungen ist es ferner, dass die Patienten
unmittelbar nach dem Bad eine Stunde in gleichmäßiger
Temperatur womöglich im Bett ruhen können. Dazu ist nach
Einrichtung der Wiesbadener Badehäuser in ganz besonderem
Maße Gelegenheit geschaffen.

Selbstverständlich hängt der Erfolg der Kur von dem Grad
und der Dauer des Leidens ab. Beginnende Zustände, deren
Schmerzen nicht allzulange bestehen, die vielleicht erst
kürzlich auf röntgenologischem Wege genau erkannt sind,
werden in Wiesbaden in der Regel geheilt; aber auch die
schlimmsten Fälle werden Wiesbaden kaum verlassen, ohne
wesentliche Besserung in der Beweglichkeit eines oder
mehrerer wichtiger Gelenke, Linderung der Schmerzen,
Hebung des Allgemeinzustandes und neue Hoffnung gefunden
zu haben. Man erlebt es nicht selten, dass eine Wiesbadener
Kur diese Wohltaten auch denen erweisen kann, die durch
das Fehlschlagen vieler sonstiger Kurversuche allen Mut schon
verloren hatten.

Die Kurdauer muss sich hier natürlich, wo es sich weniger
um eine Niederschlagung einer akuten Erkrankung, sondern
darum handelt, allmählich Einfluss auf einen chronischen und
in seinem Wesen fortschreitenden Krankheitsprozess zu erreichen, nach der Schwere des Falles richten; 5—6 Wochen
dürften hier als Minimum gelten. Aber diese Zeit genügt auch,
um in den meisten Fällen ein greifbares, oft ein volles Resultat
zu erzielen.

Bei allen diesen Zuständen ist es wichtig, sich vorher
darüber klar zu sein, dass im Beginn der Kur nicht selten eine
namentlich in der Zunahme der Schmerzen sich geltend

machende scheinbare Verschlimmerung auftritt. Wir müssen darin, wie schon erwähnt, die Reaktion auf die heilsamen Faktoren sehen, den Kampf der geheimnisvoll wirkenden Brunnengeister mit dem Krankheitsteufel. Auch kommt es vor, dass wirkliche Erfolge, oft der beste Teil der Kur, erst in der Nachwirkung, erst nach Rückkehr des manchmal enttäuscht abziehenden Kranken in der Heimat hervortreten.

Nicht selten genügt die einfache Wasser- und Trinkkur, um hier alles, was man erwartet, zu erreichen. Oft aber muss der Arzt noch andere therapeutische Hilfsmittel heranziehen: elektrische Lichtbäder, Moor, Fango, Stauungen, sachkundige Massage und Gymnastik, elektrische Behandlung, symptomatisch eingestellte und überlegt angewandte Medikationen usw. Namentlich die Folgeerscheinungen bei schweren Fällen, Gewebsverhärtung, Muskelkontrakturen, Ernährungsstörungen und Atrophien geben hierzu reichliche Veranlassung.

Den Gelenkleiden schliessen sich die

Leiden des Knochensystems

an, die gleichfalls in Wiesbaden ein hervorragendes Behandlungsobjekt sind. In Betracht kommen besonders K n o c h e n b r ü c h e , G e l e n k z e r r u n g e n und Q u e t s c h u n g e n , dann aber auch entzündliche Leiden des Knochensystems (Osteomyelitis und ähnliches). Auch hier ist eine Wiesbadener Kur nicht selten eine Wunderkur. Sie wird gerade bei diesen Zuständen meist nicht allein, sondern in Verbindung mit dem technischen Hilfsapparat, besonders mit Mediko-Mechanik-Behandlung angewandt.

Nicht weniger häufig als die vorstehenden Leiden bilden die sogenannten

Muskelrheumatismen

einen dankbaren Gegenstand der Wiesbadener Thermalkuren. Schmerzhafte Muskelerkrankungen entstehen bekanntlich teils durch Erkältungen, namentlich bei rauhem Klima, bei wechselvoller Beschäftigung in kalten und heissen Räumen, bei Jagen, Fischen usw., aber auch von innen heraus auf der Basis von krankhaften Veränderungen des Stoffwechsels, nach Infektionen, sowie bei krankhafter, körperlicher Anlage; die Lendenmuskulatur, aber auch der Nacken, Schultern, Brust und Kopf sind wechselweise befallen. Fast ausnahmslos kann man bei diesen Erkrankungen einen vollen Erfolg voraussagen.

Ein souveränes Gebiet für die Wiesbadener Behandlung ist die

G i c h t.

Sie tritt bekanntlich entweder als reguläre Gicht mit den bekannten akuten Schmerzanfällen, meist im Grosszehgelenk und ohne weitere Komplikationen auf, oder aber von vornherein schleichend und zu chronischen Gelenkveränderungen führend (irreguläre Gicht), nicht selten mit Begleiterscheinungen an der Niere, am Gefäßsystem (Arteriosklerose), an Magen und Darm, sowie am Nervensystem (Neuralgien). Im Mittelpunkt der Erkrankung steht die Ablagerung von saurem harnsaurem Natron in die Gewebe, so dass die therapeutische Frage sich dahin zuspitzt: „Kann man die Harnsäurebildung und Ausscheidung so beeinflussen, dass Störungen nicht mehr eintreten?" Bekanntlich stammt die Harnsäure teils aus dem Stoffwechsel des eigenen Körpers, teils aus den Purinen der Nahrung. Erste Forderung jeder Gichtbehandlung ist also eine geeignete Diät mit möglichst purinarmer, das heisst, keine Harnsäure bildender Kost; hierdurch können wir den zweiten ursächlichen Faktor entscheidend beeinflussen. Durch Medikamente, besonders Atophan, kann man ärztlich die Ausscheidungsquote der Harnsäure wesentlich erhöhen, auf andere Weise (T r a u b e n - und Z i t r o n e n k u r e n, alkalische Mineralwässer) wird eine Durchspülung des Körpers erreicht und in diätetisch günstigem Sinne gewirkt. Streng geregelte Lebensweise, Ruhe, Körperbewegung, Vermeidung von Exzessen spielen eine grosse Rolle.

Insoweit lassen sich die ärztlichen Maßnahmen gegen die Gicht mit wissenschaftlichen Anschauungen vom Wesen dieser Erkrankung vortrefflich in Einklang bringen; schwieriger ist es bei dieser komplizierten Erkrankung theoretisch auch die Wirkung des heissen Bades und den Erfolg der Wiesbadener Kur zu erklären. Es ist aber eine durch viele Jahrhunderte immer erneut erhärtete Tatsache, dass gerade die Wiesbadener Kur von ausserordentlich heilkräftigem Einfluss auf die Gicht ist, und vielleicht ist die alte Berühmtheit der Wiesbadener Thermen mehr als auf eine andere Erfahrung, auf die Erfolge bei G i c h t k r a n k e n begründet. Da die Gicht ein ausserordentlich vielgestaltetes Krankheitsbild ist, und sie in ihren mannigfaltigen Begleit- und Folgeerscheinungen ein fast von Fall zu Fall wechselndes Bild gibt, so kommt besonders Wiesbaden mit seinen reichen und vielgestaltigen Kurmitteln der Behandlung zu statten. So können vor allem Komplikationen mit Magen- und Darmerkrankungen, mit Nierenleiden, mit schweren Gelenkveränderungen, sowie ältere und schwächliche Kranke in Wiesbaden alles finden, was dem individuellen Bedürfnis ihres Zustandes sich anpasst.

Die Kur besteht in einer, durch einzelne Ruhetage unterbrochene Serie von 25—30 Thermalbädern; ausserdem ist nicht zu versäumen eine regelmäßige, in steigenden Dosen genossene Trinkkur, ausserdem kommen je nach Lage des Falles auch Gymnastik, Massage, Moor- und Fango-, neben der erwähnten Medikamentenbehandlung in Betracht. Streng zu regeln ist vor allem die Diätküche. Hier ist, wie an besonderer Stelle dieses Buches hervorgehoben, in zahlreichen Unterkunftsstellen für die Kranken auf's Beste gesorgt. Der fruchtbare Landstrich, in dem Wiesbaden liegt, garantiert einen Reichtum an all den Gewächsen und Früchten, die die Behandlung erfordert. Die unendliche Mannigfaltigkeit der sich abwechselnden geistigen und künstlerischen Genüsse verschönt das Leben und belebt die Hoffnung bei diesem die Geduld oft hart beanspruchenden Leiden. In hartnäckigen Fällen werden erst wiederholte Kuren Erfolg bringen. Patienten, die einmal den Nutzen einer Wiesbadener Gichtkur an sich erlebt haben, kehren gerne zurück, da dieselbe meist rasch ein grösseres allgemeines körperliches Wohlgefühl erzeugt, die Anfälle seltener oder milder werden und schliesslich ganz ausbleiben; bei schwerer Gelenkgicht ist eine Erweichung der unnachgiebigen Gelenke, Schwinden der Schmerzen, Besserung der Beweglichkeit die regelmäßige Folge. Da die Gicht, wie erfahrungsgemäß feststeht, eine familiäre Krankheit ist, so suchen oft Personen Wiesbaden auf, die aus Gicht-Familien stammen, und ohne krank zu sein durch eine vorbeugende Kur zur rechten Zeit sich schützen wollen.

Wiesbaden ist das souveräne Bad für Stoffwechselkranke. So ist es kein Wunder, dass ähnlich wie bei der Gicht und bei den verwandten Zuständen das Bad gerne und mit Erfolg besucht wird, vor allem bei der

Fettsucht und Zuckerkrankheit.

Weniger als bei der Gicht kann man natürlich hier von einer spezifischen Wirkung der Wiesbadener Thermen sprechen; man kann und muss aber mit gutem Gewissen daran festhalten, dass Wiesbaden durch seine eigenartige und immer wieder erhärtete Einwirkung auf den Stoffwechsel des Körpers auch hier von günstiger Wirkung ist. Jedenfalls ist die Bade- und Trinkkur geeignet, eine diätetische und sonstige Behandlung bei diesen Zuständen wirksam zu unterstützen. Die diätetische Behandlung ist selbstverständlich auch bei diesen Erkrankungen allererstes Erfordernis. Bei der Zucker-krankheit übt aber auch die Bade- und Trinkkur erfahrungsgemäß einen günstigen Einfluss auf die Herabsetzung der Zuckerausscheidung aus. Energische Badekur mit Körperbewegung verbunden, von physikalischen Heilmitteln unterstützt, wird den Fettleibigen eine erfreuliche Gewichtsabnahme bringen. Folgsamkeit gegen den Arzt und Gewissenhaftigkeit in der Befolgung seiner Vorschriften, sind aber natürlich wie anderwärts, so auch hier, bei der Behandlung dieser Zustände oberstes Gesetz, ohne dass ein vernünftiger Lebensgenuss dabei vollkommen ausgeschlossen zu sein braucht. Eine sehr grosse Bedeutung besitzt Wiesbaden als Kurort für die Behandlung von

Erkrankungen der Verdauungsorgane.

Am stärksten entwickelt hier der Kochbrunnen seine Wirkung als warme, in starkem Maße Natriumchlorid enthaltende Quelle bei allen sogenannten dyspeptischen Zuständen des Magens, die mit einer Herabsetzung oder Verlust der Salzsäureabscheidung und oft einer Steigerung der Schleimabsonderung einhergehen.

Der akute, subakute und chronische Magenkatarrh,

die verschiedenen Grade der chronischen Magenschleimhautentzündung, besonders die mit weitgehendem Schwund der Drüsensubstanz einhergehenden Formen sowie auch die rein funktionell-nervösen Fälle der Beschränkung der Magensaftsekretion sind das eigentliche Wirkungsgebiet. Bei allen Formen mit nur herabgesetzter Salzsäureabscheidung dürfen wir in verhältnismäßig kurzer Zeit der Kochbrunnendarreichung eine Hebung der Säureverhältnisse erwarten. Die lästigen, subjektiven Beschwerden, Völlegefühl, Druck, Aufstossen schwinden, Hebung des Appetits und Allgemeinbefindens setzen gleichzeitig ein.

Das chronische Magengeschwür und die

Spätformen der Gallensteinerkrankung

mit herabgesetzter Salzsäuresekretion des Magens sind ebenfalls einer Wiesbadener Trinkkur gut zugänglich. Ungeeignet für eine solche sind jene Formen des Magengeschwürs mit narbiger Verengerung am Ausgang des Magens und daraus entstehender Magenerweiterung; solche Kranke sollten überhaupt einer Trinkkur überall nur mit grosser Vorsicht zugeführt werden.

Vortrefflich bewährt hat sich Wiesbaden oft auch bei Darmerkrankungen. Der

chronische Darmkatarrh,

besonders in der Form des als Kriegsfolge nach Ruhr etc. oft zurückgebliebenen chronischen Magendarmkatarrhs, die gastrogenen Diarrhöen bei völligem Magensaftmangel, auch leichte Formen von nervösen Durchfällen erfahren hier durch

die schleimlösende und infolge der Wärme auch beruhigende
Wirkung des Kochbrunnens eine günstige Beeinflussung, das
Kneifen und Kollern im Leibe lässt nach, die Durchfälle werden
geringer. Man lässt die Quelle dann meist mehrere Male am
Tag in kleinen Mengen und möglichst warm nehmen. Eine
gleichzeitige Regelung der Diät bleibt natürlich selbstver-
ständliche Voraussetzung.

Kalt in grösseren Mengen morgens genommen, stellt der
Wiesbadener Kochbrunnen auch bei vielen Formen der

Stuhlverstopfung

sich als freundlicher Helfer ein. Man kann im Anfang der
Kur durch starke alkalische Wässer z. B. ungarisches Bitter-
wasser einen prompten Erfolg herbeiführen, und findet dann
im allmählichen Übergang zum Kochbrunnen oft eine geeignete
Methode, den Darm wieder an eine genügende Funktion ohne
Einwirkung von starken Abführmitteln zu gewöhnen.

Wegen seines Schonungsklimas, das den denkbar
geringsten Reiz auf die Luftwege ausübt, eignet sich Wiesbaden, wie namentlich die Erfahrungen der letzten Jahrzehnte
ergeben haben, hervorragend als Kurort gegen die

Erkrankungen der Atmungsorgane.

Man weiss heute, dass die milden Kochsalzthermen bei den
verschiedenen entzündlichen Zuständen der Atmungswege den
beliebten alkalisch-muriatischen Quellen ebenbürtig zur Seite
stehen. Bei den chronischen Katarrhen der Nase und des
Rachens sind Spülungen mit Kochbrunnenwasser, Ein-
giessungen in die Nase ein ausgezeichnetes Mittel zur Be-
seitigung der Beschwerden und Verminderung der Sekretion.
Auch Inhalationen können hierbei, sowie bei

Kehlkopferkrankungen, Katarrhen der Luftröhren
und der Bronchien

mit Erfolg in Anwendung kommen. Aber auch bei allen diesen
Erkrankungen wirkt die Aufnahme des Thermalwassers in
den Säftekreis des Körpers, die Trinkkur oft erstaunlich rasch
und sicher. Namentlich die trockenen Katarrhe mit geringer
oder zäher Absonderung, lästigem Hustenreiz und erschwertem
Auswurf werden auf das Förderlichste beeinflusst. Selbst
eitrige Katarrhe erfahren unter der Trinkkur fast ausnahmslos
weitgehende Besserung und Heilung. Die Badekur hat
namentlich bei denjenigen Bronchialkatarrhen Bedeutung, die
in Verbindung mit tieferen allgemeinen Leiden, Gicht, Fett-
leibigkeit, Herzleiden auftreten. Ebenso bedeutungsvoll ist
die Einwirkung, die nach überstandenen schweren Er-

krankungen solcher Art, nach Lungenentzündung, Brustfellentzündung, namentlich nach den Grippe-Lungenentzündungen
in der Rekonvaleszenz hervortritt. Die Beschleunigung und
Festigung der Genesung und die Kräftigung des Atmungs-
systems, die sich unter einer kombinierten Wiesbadener Kur
hierbei zeigt, grenzt manchmal an das Wunderbare.

Der Schonungscharakter der Wiesbadener Kurmittel und
Kurverhältnisse macht Wiesbaden auch wertvoll bei manchen

Herzleiden.

Hier steht im Vordergrund die Behandlung der Folgezustände
des Herzens, im Anschluss an die verschiedenen Formen des
Gelenkrheumatismus. Die günstige Wirkung, die Wiesbaden
bei der Grundkrankheit zeigt, dehnt sich hier oft auch auf
die Folgezustände aus; für Herzstörungen bei Gicht, bei Fett-
leibigkeit gilt das gleiche. In dem weiteren Fortschritt der
Genesung solcher Fälle ist Wiesbaden auch als Terrain-
kurort, zur Übung des allmählich erstarkenden Herzens,
von grossem Werte.

Die zirkulationentlastende und nervenberuhigende
Wirkung der Wiesbadener Thermalbäder kommt vielen
Fällen von

Arteriosklerose (Gefässverkalkung)

häufig sehr zustatten. Die Kombination der Wiesbadener
Thermalbäder mit Kohlensäurebädern, wie sie in vielen Bade-
häusern zu haben ist, hat sich hier als sehr wirksam erwiesen.
Für

Nervenkranken

bietet Wiesbaden eine ganze Reihe von Heilungs- und Behand-
lungsmöglichkeiten. Für

Neuralgien, insbesondere Ischias,

der Neuralgie des grossen Hüftnerven, kann Wiesbaden geradezu
als spezifisches Heilbad gelten. Für die Behandlung
kommt eine intensivste Thermalbadekur mit langer nach-
folgender Bettruhe, kombiniert mit energischer physikalischer
Behandlung: Massage, Diathermie, Heilgymnastik, Elektrotherapie in Betracht. Verschlimmerung der Ischias namentlich
im Beginn der Kur ist häufig und sie darf den Patienten nicht
enttäuschen. Die Ischias ist sozusagen der markanteste und
häufigste Fall der neuralgischen Erkrankungen; es gilt
natürlich das gleiche für die Neuralgien im Bereiche der
Arme, der Rippen, des Kopfes; insbesondere haben ja die
Grippeerkrankungen der letzten Jahre oft schwere Arm- und
Schulter-Neuralgien zur Folge gehabt, die in Wiesbaden mit

50

gleich gutem Resultat behandelt worden sind. Die Entzündung der peripheren Nervenstämme, die

einfache und multiple Neuritis (Nervenentzündung)

sollten mehr als es bisher der Fall war, Gegenstand der Behandlung in Wiesbaden sein. Die Erkrankung ist fast ausnahmslos das Produkt einer toxischen Schädigung des Organismus (Alkohol, schwere akute Infektionskrankheiten, Vergiftungen z. B. durch Blei usw.). Das Leiden ist bekanntlich ausserordentlich schmerzhaft und gerade die schmerzlindernde Wirkung protrahierter Thermalbäder ist nicht nur für den Kranken eine erstaunliche Linderung seiner Qual, sondern auch ein wichtiges die Heilung förderndes Mittel.

Die

Lähmungszustände nach Schlaganfall

suchen oft in Wiesbaden mit Erfolg Besserung und Heilung. Auch hier ist die Badekur in Kombination mit sonstigen Methoden (Elektrotherapie, Übungsbehandlung, Gymnastik usw.) anzuwenden. Auch sonstige

sogenannte organische Nervenleiden, Erkrankungen
des Rückenmarks, Tabes usw.

haben, wenn auch nicht Heilung, so doch Besserung und Linderung schon oft in Wiesbaden erfahren. Die Anwendungsformen der Wiesbadener Kur fast stets in Verbindung mit anderen Hilfsmitteln ist hier in jedem einzelnen Fall Aufgabe eingehender ärztlicher Überlegung. Für die Behandlung der A t a x i e b e i T a b e s stehen hervorragende Spezialisten und Institute zur Verfügung.

Die grosse Mehrzahl der Nervenkranken leidet indessen nicht an organischen Zuständen, sondern an den sogenannten

funktionellen Krankheitszuständen des Nervensystems.

Es sind dies Schwächezustände, die häufig in verminderter Widerstandskraft des Organismus, in schwächerer Anlage begründet sind; die psychisch nervöse Schwäche tritt dann im Gefolge äusserer Schädigungen, durch Erschöpfung usw. hervor. Der Patient ist überempfindlich gegen äussere Reize, sowohl solche auf dem Gebiet der Sinneswahrnehmungen wie der seelischen Eindrücke. Meist ist eine gleichzeitige Verstimmung vorhanden. Alle diese N e u r a s t h e n i k e r, Deprimierten, Reizbaren werden in Wiesbaden unter sachverständiger ärztlicher Leitung günstige Heilungsbedingungen finden. Das gilt zunächst vor allem für die leichteren Grade, denen das vielseitige Wiesbaden mit seinen Ablenkungen und geistigen Anregungen, seinem ausgleichenden milden Klima, seiner waldreichen Umgebung zugute kommt. Da diese Zustände eine seelische Nervenschwäche darstellen, so muss auch ihre Behandlung vorzugsweise eine seelische sein, das heisst psycho-therapeutisch, und es ist Sache des Arztes, all das, was in Wiesbaden für die Krankenbehandlung zur Verfügung steht, im einzelnen Fall zu dosieren und zu verordnen. Es ist aber ein ganz falsches Vorurteil, wenn man glaubt, dass für diese Krankheitszustände sich Wiesbaden wegen seiner angeblich weichen Luft, „grossen Sommerwärme" usw. nicht eigene. Ausschliesslich scharfen Reizen, auch klimatischen, können diese Kranken nicht ausgesetzt werden. Wiesbaden gestattet aber gerade die grösstmöglichste Abstufung der äusseren Einwirkung schon auf Grund seiner reichhaltigen Kurmittel und gibt damit die Grundlage der für diese Fälle allein ausschlaggebenden individuellen Behandlung. Der Schonungscharakter des Wiesbadener Klimas wird auch für diese Reizbaren die beste Grundlage sein. Ärztliche Maßnahmen können auf mancherlei Wegen, beispielsweise in der Hydrotherapie, in den Anforderungen an Terrainspaziergänge, durch Verordnung von Sport und Spiel, durch die Tageseinteilung in der denkbar weitesten Abstufung allmählich den Kranken für grössere Anforderungen leistungsfähig machen. Die höheren Grade dieser Erkrankungen erfordern wohl meistens fachärztliche unmittelbare Aufsicht, Führung und Leitung in einem Sanatorium, wie solche ja auch mehrfach in Wiesbaden zu Gebote stehen. Im Anschluss an die Nervenleiden seien noch kurz die mannigfachen Zustände von

Kopfschmerzen

erwähnt. Zahlreiche derartige Patienten suchen Wiesbaden auf; bei vielen handelt es sich um die Folgezustände anderer Leiden wie Gicht, Rheumatismus, Stoffwechselerkrankungen, Neuralgien, für die gerade die Wiesbadener Kur spezifisch wirkt. Bei den

Krankheiten der Niere

und deren Ausfuhrgängen kann ein Aufenthalt in Wiesbaden als Unterstützungsmittel einer diätetischen Kur Gutes leisten. Die Trinkkur erfordert peinlichste Überlegung, hier wird oft Vorsicht geboten sein. Die Badekur kann auch in ihrer milden Form häufig nur als verdünntes Thermalbad in Anwendung kommen. Hier ist Rücksicht auf die zirkulatorischen Verhältnisse erforderlich. Der milde Charakter des Wiesbadener Klimas und eine vorsichtige Verwendung der spezifischen Wiesbadener Kurmittel stellt aber oft ein brauchbares Unterstützungsmittel dar, für die Behandlung namentlich bei chronischen entzündlichen Krankheiten der Niere. Auch die

52

Steinbildungen in der Niere

erscheinen schon aus dem Grunde für eine Wiesbadener Kur
nicht ungeeignet, weil diesen Steinbildungen naturgemäß
Störungen des Stoffwechsels zugrunde liegen. Der Einfluss,
den eine vorsichtige Kur hier ausübt, besteht daher wohl
hauptsächlich in einer günstigeren Gestaltung der Harn-
bildungs- und Bindungsverhältnisse, was einer Milderung des
Steinleidens vielfach gleichkommt. Bei Blasenleiden ist es
vor allem der

chronische Blasenkatarrh,

der sich für eine Trinkkur eignet; auch Spülungen mit frisch
entnommenem Thermalwasser werden mit Vorteil angewandt.
Natürlich stellt auch hier die Wiesbadener Kur nur ein Hilfsmittel dar, das in Verbindung mit den sonstigen therapeutischen Maßnahmen unter der Leitung des erfahrenen Spezial-
arztes Gutes leistet.

Bei

chronischen Frauenleiden

findet die Wiesbadener Badekur zur Beförderung der Aufsaugung entzündlicher Prozesse dankbare Aufgaben. Die
Sterilität, namentlich wenn sie auf einer Schwäche der Kon-
stitution beruht, kann durch den kräftigen Einfluss der Wiesbadener Kur gehoben werden; die allgemeinen Begleiterscheinungen der Schwäche und nervösen Reizbarkeit, die
bei vielen chronischen Frauenleiden besteht, stellt gleichfalls
für eine Wiesbadener Kur einen sehr wichtigen Behandlungs-
gegenstand dar. In der Behandlung der

Syphilis

ist die Wertschätzung der Badebehandlung durch die neuen
Errungenschaften in der Beurteilung und Behandlung dieser
Krankheit (Entdeckung der Spirochaeten, Resultate der
Tierimpfung, Serumuntersuchung, Salvarsanbehandlung) nicht
gemindert worden. Zunächst ermöglicht der Aufenthalt in
einem Badeort in unauffälliger Weise die Geheimhaltung der
Krankheit vor der Umgebung. Sie macht es möglich, dass
man in der Wahl der Methode (Schmierkur) durch äussere
Momente absolut nicht beeinflusst ist, dass die nervöse Beschaffenheit des Patienten nicht vor der Angst durch die Entdeckung leidet, dass zweckmäßige Diät seelische und körper-
liche Ruhe bei eingreifenden Kuren garantiert, dass geübtes
Massagepersonal zur Verfügung steht. Die Kochsalzthermen
Wiesbadens stellen ausserdem ein wichtiges Unterstützungsmittel spezifischer Kuren dar. Die Lösung und die Wirkung

des aufgenommenen Quecksilbers im Organismus wird durch erhöhte Kochsalzzufuhr gesteigert, die Ausscheidung der Schlacken des verbrauchten Quecksilbers gefördert. Quecksilbereinspritzungen wirken ja auch stärker, wenn man Kochsalz zusetzt. Die Trinkkur sowohl wie die Badekur helfen ähnlich der Wirkung beim Rheumatismus, durch Einwirkung auf latente Syphilisherde, die sie erschliessen, und machen diese der Einwirkung des Quecksilbers zugänglich. Mit einer geringeren Menge Quecksilber kann man daher bei einer gleichzeitigen Trink- und Badekur raschere und bessere Erfolge erzielen. Insbesondere treten die Nebenwirkungen zurück. Selbstverständlich darf eine kombinierte Kur in solchen Fällen, die am besten aus Quecksilberkur, Bade-Trinkkur und Salvarsan besteht, eventuell unter Hinzunahme von Schwefelbädern, Jod usw. nur unter der Leitung eines erfahrenen Arztes vorgenommen werden.

Erfahrungsgemäß kann man unter Hinzunahme einer Wiesbadener Kur Patienten, die kein Quecksilber vertragen können, für dieses empfänglich machen. Auch kann die Wiesbadener Kur kombiniert mit den spezifischen Kuren bei allen Stadien des Leidens aussichtsvolle Anwendung finden. Die Dauer der Kur muss ausreichend bemessen werden. Sechs Wochen dürften in unkomplizierten Fällen 'der mindeste Termin sein. Bösartige Fälle, die mit grossen Zerstörungen einhergehen, lassen oft erst nach einer Vorkur mit Jod eine spezifische Kur zu. Die Individualisierung, die auch hier die Wiesbadener Verhältnisse gestatten, lässt neben der spezifischen Wirkung nicht selten auch eine erfreuliche allgemeine Kräftigung erreichen. Gerade weil Wiesbaden nicht als Syphilis-Kurort gilt, und weil die Patienten hier durchschnittlich als Rheumatiker oder dergleichen gelten, wird Wiesbaden besonders gerne für solche Kuren gewählt.

Bei dem

gonorrhoïschen Gelenkrheumatismus

kommt Wiesbaden wie bei den analogen Krankheitszuständen für die frischen, fieberhaften Stadien nicht in Betracht. Erst die Spätform und der chronische Zustand mit Resten von Gelenkausschwitzung, Exsudaten in der Umgebung, Verdickung der Gelenkkapsel sind Gegenstand einer Wiesbadener Kur. Langdauernde Kochbrunnenbäder, kombinierte Behandlung, Hitze, Massage, Gymnastik usw. werden hier ganz nach Art der sonstigen chronischen Gelenkleiden behandelt. Akute Rückfälle der Erkrankung erfordern manchmal ein längeres Aussetzen und viel Geduld. Namentlich bei disponierten

Rheumatikern tritt diese Verwickelung zuweilen auf. Es ist
bei diesem Leiden wichtig, den richtigen Zeitpunkt für die Kur
in Wiesbaden zu treffen. Eine Spezialbehandlung ist hier
nebenbei häufig erforderlich, um den ursprünglichen Keim der
Erkrankung mit Sicherheit abzutöten, und das Befallenwerden
neuer Gelenke zu verhüten. Auch Kombinationen mit anti-
luetischen Kuren können nach Lage einzelner Fälle erforderlich
sein. Sonstige gonorrhoische Erkrankungen an Sehnen-
scheiden, Muskeln, Knochenhaut und Nerven geben ebenfalls
nicht selten ein dankbares Objekt der Wiesbadener Kur.

Bei

Hautkrankheiten

ist sachkundige Auswahl der Fälle und Dosierung von höchster
Bedeutung. So sind Kochbrunnenbäder unbedingt verboten
bei vesikulösen und nässenden Ekzemen, bei chronischem
Ekzem mit Neigung zu neuen akuten papulo-vesikulösen und
nässenden Schüben, bei Psoriasis vulgaris im Stadium des
Beginnens und mit Neigung zu Ekzembildung, bei Lichen ruber,
bei allen parasitären Hauterkrankungen, die mit akuten Reiz-
zuständen einhergehen. Eine spezifische Wirkung des Kochbrunnens bei Hautkrankheiten gibt es nicht. Wohl aber können
bei solchen chronischen Hautreizungen, wie sie im Gefolge
rheumatischer Grundleiden, bei Gelbsucht, bei Zuckerkrank-
heiten usw. auftreten, die Wiesbadener Bäder durch die
günstige Beeinflussung des krankhaften Grundzustandes
Günstiges leisten, namentlich in Kombination mit spezialärzt-
licher Behandlung durch Schwefelbäder und dergleichen. Die

Gürtelrose

mit ihren schmerzhaften Neuralgien ist gleichfalls ein dankbares Behandlungsobjekt. Auch sonst wird der auf diesem
Gebiete erfahrene Praktiker namentlich zur Vorbereitung
besonderer Arzeneikuren zur Stärkung des allgemeinen Zustandes die Wiesbadener Kurmittel seinen Patienten dienstbar
zu machen verstehen. Bei den

Augenkrankheiten, Ohrenkrankheiten etc.

sind vor allem die mit rheumatisch-gichtigen Krankheiten zu-
sammenhängenden von Bedeutung für eine Wiesbadener Kur.
Als spezielles Unterstützungsmittel für die Heilung nach
Operationen, sowie bei exsudativen Prozessen oder in der
Anwendung bei der Behandlung von syphilitischen Krankheiten leistet die Wiesbadener Kur auch dem Spezialarzt
treffliche Dienste.

Die milden Faktoren Wiesbadens lassen auch bei
Kinderkrankheiten

sowie als Kräftigung für die kindliche Entwicklung sich ange-
zeigt erscheinen. Wiesbaden speziell ist eine gute Über-
winterungsstation für rachitische und skrofulöse, zu Katarrhen
geneigte Kinder; insbesondere ist die Rauminhalation mit
Kochbrunnen- oder Weilbacher Schwefelbädern hier wertvoll
und auch für die kleinsten Kinder anwendbar. Bei Katarrhen
des Nasenraums, bei chronischen Dyspepsien und Darm-
katarrhen der Kinder, speziell auch der kleineren Kinder tut
das Wiesbadener Wasser in den verschiedensten Formen gute
Dienste. Insbesondere ist auch in der Rekonvaleszenz von
allen möglichen Kinderkrankheiten namentlich nach Keuch-
husten Wiesbaden erfahrungsgemäß ein beliebter und oft
gesuchter Erholungsort.

So ergibt sich, dass unter den zahlreichen Leiden, die dem
Menschen beschert sind, doch gar Manches in Wiesbaden
Linderung und Heilung finden kann. Die Gewissenhaftigkeit
und Sachlichkeit des Patienten und sachkundiger ärztlicher
Rat sind die unerlässlichen Voraussetzungen, die auch hier
allein zum Ziel führen.

VI. Kurleben.

Wiesbaden ist nicht, wie die meisten anderen Badeorte
ein Saisonbad. Die Kur erstreckt sich in Wiesbaden g l e i c h -
m ä ß i g ü b e r d a s g a n z e J a h r ; die Ausführungen in dem
Kapitel „Klima" zeigen, wie Lage, Luft und Klima dies ermöglichen. Die Stadt mit ihrem Leben hat sich dem angepasst,
und so bietet Wiesbaden auch z u a l l e n J a h r e s z e i t e n
geistige Anregung, Vergnügung und Unterhaltung, je nach den
Forderungen des Tages.

In zahlreichen Hotels, Fremdenpensionen und Sanatorien
findet der Kurgast alle Art von U n t e r k u n f t , die sein Geschmack, seine Lebensanschauung, sein gesellschaftliches Ver-
langen, sein Geldbeutel wünschen oder erfordern, vom einfachen Privatlogis bis zum internationalen Luxushotel, mit
allen Erfordernissen neuzeitlichen Komforts und modernsten
Lebens. In Wiesbaden kann jedermann dabei unauffällig und
ungestört so leben, wie es ihm gefällt. Insbesondere ist an

Privat- und Familienpensionen in jeder denkbaren Ausgestaltung kein Mangel. Für Kurgäste, die ständiger ärztlicher Pflege und Behandlung bedürfen, stehen verschiedene Sanatorien zur Verfügung. Ein besonderes Charakteristikum des Wiesbadener Kurlebens ist seine Vielseitigkeit in bezug auf Wohnungs-, Verpflegungs- und Bade-Gelegenheit.

Gerade die in Wiesbaden vorzugsweise behandelten Krankheiten, Gicht, Rheumatismus, Stoffwechselstörungen erfordern diätetische Küche, die in verschiedenen Hotels, Pensionen und Sanatorien nach ärztlicher Vorschrift durchgeführt werden kann. Der mehrfach erwähnte Reichtum des Rheingaus an Garten- und Küchengewächsen, Obst und Früchten aller Art, die günstigen Transportverhältnisse zu Wasser und zu Lande für die Herbeischaffung aller Ernährungsmittel, die grosse Zahl von vortrefflich eingerichteten und geleiteten Hotels, Pensionen und Restaurants in jeder Preislage sichern dem Kurgast eine sachgemäße Verpflegung. Das berühmte Restaurant des Kurhauses verdient hier besondere Erwähnung.

Die Tageseinteilung des Kurgastes.

Kein Kurgast und kein Patient soll reglementiert werden; eine gewisse Tageseinteilung und ein ärztlich geleitetes System in der Zeitverwendung ist aber Vorbedingung für jeden erfolgreichen Kuraufenthalt. Neben einem vorschriftsmäßigen Gebrauch des Badens, der Trinkkur, und der sonstigen Kurmittel bleibt für jeden noch Zeit genug, auch die Schönheiten Wiesbadens und seiner Umgebung sowie das reichbewegte Kurleben zu geniessen.

Eine strenge Tageseinteilung, die für alle Fälle zutrifft, lässt sich nicht geben. In gewissen grossen Linien ist die Einteilung derart, dass morgens häufig nüchtern getrunken und gebadet wird; manche, namentlich ruhebedürftige oder empfindliche Patienten ziehen es vor, erst ein leichtes Frühstück zu nehmen, und später im Laufe des Vormittags zu baden. Unerlässlich ist eine ausreichende Ruhe nach dem Bade, entweder, wenn sich das Bad bei der Wohnung befindet, im Bett, oder andernfalls in den Ruheräumen der Badehäuser unmittelbar im Anschluss an die Badeprozedur. Nach dem Bad setzen dann vorteilhafterweise sonstige Kurmittel-Verordnungen ein. Auch Spaziergänge, die verordnet sind, Vorstellungen beim Arzt, mit irgendwelchen besonderen Maßnahmen, finden meist um diese Zeit statt. Vor Tisch wird häufig noch einmal Kochbrunnen verordnet. Liegekuren lassen sich über den Tag verteilen, nach Tisch wird wohl allgemein geruht. Der Nachmittag gehört dann den persönlichen Interessen und Bedürfnissen des Kurgastes, Spaziergängen in der herrlichen Umgebung, dem Besuch der Konzerte im Kurhaus usw., soweit nicht auch hier durch besondere Lage des Falles ärztliche Maßnahmen, Behandlungen, Untersuchungen usw. erforderlich sind. Der Abend wird in tunlichster Anlehnung an den ärztlichen Rat mit besonderen Veranstaltungen der Geselligkeit, der Unterhaltung, der Belehrung, dem Theater oder der Musik ausgefüllt.

Alles zu seiner Zeit! Kur und Leben haben ihre Rechte, eines löst das andere ab. Nur die „gute alte Zeit" wusste Beides im Gesellschaftsbade zu verbinden. Aber mindestens die Gesundheit kommt dabei zu kurz. Nur die Trinkkur kann ein Bindeglied zwischen Kur und Geselligkeit darstellen, da sie zu den Promenadekonzerten in den Anlagen der Trinkhalle einen Teil der Gäste zum zufälligen oder verabredeten Stelldichein vereint. Auf keinem Gebiet wird das Kurleben in Wiesbaden zu einer geschlossenen Einheit, wie es vielfach an kleineren Plätzen üblich ist. Dazu ist der Betrieb zu gross, die Zusammensetzung des Badepublikums zu verschiedenartig. Aber Wiesbaden bietet dafür den Vorteil, dass man an grösseren Veranstaltungen gemeinschaftlichen Kurlebens teilnehmen, oder sich ihnen unauffällig entziehen, dass man überall die Allgemeinheit suchen und finden oder seine eigenen Wege wandeln kann. Die Freiheit und Ungebundenheit des Wiesbadener Kurlebens ist ja eine besondere Quelle der Erholung.

Ein grosser Teil des Kurlebens, der offiziellen Veranstaltungen der Kurleitung und vieler öffentlicher Darbietungen spielt sich im Kurhaus ab, der grossen prunkvollen und doch einladenden Zentrale, die die Stadt Wiesbaden geschaffen hat.

Neues Kurhaus.

Das neue Kurhaus wurde in den Jahren 1904—1907 nach den Plänen von Professor von Thiersch-München erbaut. Es steht an derselben Stelle, an der der alte „Kursaal" aus dem Jahre 1808 gestanden hatte. Das Kurhaus begrenzt auf der einen Seite den sogenannten Kursaalplatz, eine in seiner Gliederung ausserordentlich eigenartige und charakteristische Anlage. Vor dem Kurhaus ein freier Platz, der in eine von zwei Wasserbecken unterbrochenen Anlage übergeht, die rechts und links von zwei Reihen uralter Platanen flankiert wird. Jenseits dieser Platanenreihe befinden sich auf beiden Seiten die Kolonnaden, Säulenkorridore nach vorn offen, im Hintergrund von Verkaufsläden abgeschlossen. Auch die Geschäfts-

räume des städtischen Verkehrsbüros befinden sich hier.
Durch die südliche Kolonnade erfolgt der Eingang zum
grossen Staatstheater. Die erwähnte Anlage, das sogenannte Bowling-Green, ist eine flache Zieranlage, die den
Jahreszeiten entsprechend stets mit den schönsten Blumen-
anpflanzungen geziert wird. Dem Kurhaus vis-à-vis auf der
anderen Seite, befindet sich der Kaiser-Friedrich-Platz mit
dem Kaiser-Friedrich-Denkmal, auf beiden Seiten rechtwinklig
umgeben von den grossen Hotelbauten Vier Jahreszeiten und
Nassauer Hof, das erstere noch im alten anmutigen Empirestil,
das andere in dem prunkvollen Stile des ausgehenden 19. Jahrhunderts.

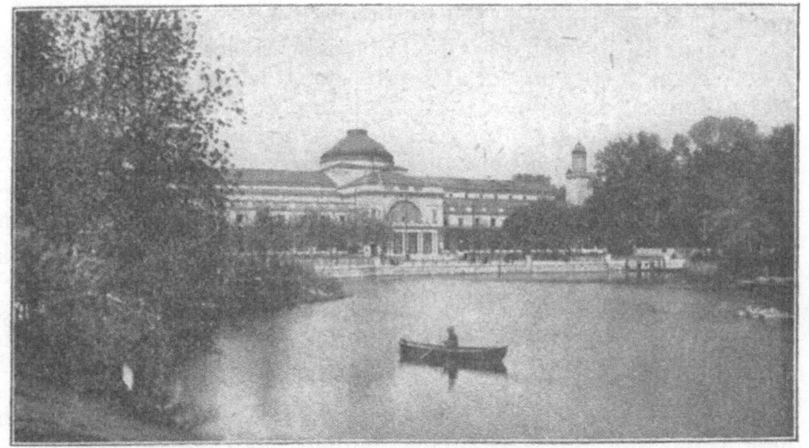

Kurhaus mit Weiher.

Das neue Kurhaus ist ein Flachbau aus weissgelbem
Pfälzer Sandstein; ein höheres Giebelhaus mit tempelartiger
Vorhalle und Freitreppe bildet die Mitte, daran schliessen sich
flacher gehaltene Seitenbaue. Das Giebelfeld von ionischen
Säulen getragen, zeigt das Wiesbadener Wappen und den
Spruch: „Aquis Mattiacis".

Vom Eingang aus betritt man die grosse Wandel-
halle, einen mächtigen Kuppelbau von fast feierlicher
Stimmung. Imponierende Raumverhältnisse, feine, abgetönte
Farbenakkorde, edelstes Material in Fülle, und in den ver-
schiedensten Schattierungen. Kolossale Statuen aus weissem
Marmor, Nachbildungen antiker Kunstwerke, Mosaiken von
Dietz (München) beleben das Gesamtbild.

An die Wandelhalle gliedern sich rechts und links die
einzelnen Räume des Kurhauses. Durch die Wandelhalle
hindurch gelangt man auf eine Terrasse, mit reizvollem Blick
auf den von einer Wasserfläche belebten Kurpark.

Rechts von der Wandelhalle liegt der g r o s s e K o n z e r t -
s a a l , ein in Gold, Bronze und Blau gehaltener, unter reich-
haltiger Verwendung von Marmor und wertvollem Holz prunk-
voll ausgestatteter Festsaal, mit flach gewölbter Decke. Bei
voller Beleuchtung bietet der von festlichen Menschen gefüllte
Saal ein überaus prunkvolles Bild. In Farbe und Form seiner
Ornamentik entspricht er dem Geschmack der Stilrichtung im
Anfang des 20. Jahrhunderts. Seine wertvollste Eigenschaft
ist die ausgezeichnete Akustik. Der Saal enthält ca. 1500
Sitzplätze und ausserdem eine 50 stimmige, technisch hervorragende Konzertorgel.

Um den grossen Saal reihen sich die Unterhaltungsräume, die
L e s e z i m m e r , in vielfach antikem, reichhaltigem Schmuck.
Die Stimmung ist ruhig gehalten unter Verwendung vornehmer
Holzarten und abgetönter Seidenbespannung der Wände. Die
Wirkung ist still und behaglich. Auch das Schreibzimmer mit
seiner bunten Decke bringt harmonische Stimmung. Im
Wintergarten zieren die vielfach umstrittenen E r l e r s c h e n
F r e s k o g e m ä l d e die Wände; allegorische Darstellung
der vier Jahreszeiten und des menschlichen Lebens. Ihre
farbensymphonische Wirkung, die Harmonik der Stilgebung
und die Kraft des Ausdrucks haben eine faszinierende Wirkung.
Der Wintergarten ist im übrigen als Muschelsaal angelegt, mit
Blumen und grossen Fenstern, im Sommer in direkter Verbindung mit dem Park. Von ihm aus gelangt man weiter nach
den Spielsälen im Geschmack Ludwig XVI., und zwei Kon-
versationsräumen, mit reichlicher Goldverwendung in üppigem
Barockstil ausgestattet.

Auf der anderen Seite der grossen Wandelhalle liegt der
k l e i n e K o n z e r t s a a l , im wesentlichen eine verkleinerte
Nachbildung des berühmten Hauptsaales des alten Kurhauses.
Die Einheitlichkeit der stillen vornehmen Empirewirkung,
feinster Raumsinn und dezente Farbenkombinationen haben hier
einen Raum geschaffen, der wie eine Versinnbildlichung einer
vergangenen kulturell so hochgestellten Geschichtsperiode auf
uns wirkt. Der kleine Konzertsaal wird von den Restau-
rationsräumen umgeben. Der W e i n s a a l ist ein ungewöhnlich behaglicher, in prachtvollem poliertem Holzwerk gehaltener Raum; für dieses Holzwerk sind nur die Holzarten
von Obstbäumen verwendet, eine feine Hinweisung auf die
kulinarische Verwendung des Raumes; auf der anderen Seite
liegt das g r o s s e B i e r r e s t a u r a n t mit eigenartiger

Decke aus graublauen Majolikakacheln, mit Wänden aus
glasiertem Steingut. Einheimische Maler haben hier und in
dem benachbarten Herrenzimmer ansprechende Wandbilder
geliefert. Ein kleines Weinstübchen in Zirbelholz, elegante
Gesellschaftsräume in den oberen Etagen, g r o s s e T e r -
r a s s e n nach der Gartenseite hin dienen ebenfalls dem
Restaurationsbetrieb, der in seiner Grossartigkeit wohl seines-
gleichen sucht.

Beleuchtung, Heizung und Lüftung des Kurhauses sind auf
technischer Höhe. Die Stadt Wiesbaden besitzt in diesem Bau
ein Meisterwerk, dem andere Badeorte kaum ein Äquivalent
an die Seite zu stellen haben.

Kurpark und Kuranlagen.

Ebenso grosszügig wie der Bau und die Ausstattung ist
auch die Situation des Kurhauses und seine Einfügung in den
Gesamtplan der Wiesbadener Kuranlagen. Diese werden zum
grossen Teil von parkartigen, öffentlichen Gärten gebildet.
Vom Kurhaus aus zieht sich in der Talsohle des Sonnenberger
Tales ein Arm des öffentlichen Kurgartens entlang, andere
Teile desselben umgeben von vorne und von der Seite das
Haus; es ist dies der engere Kurpark, ein für Konzert-
darbietungen, Feuerwerk und sonstige Veranstaltungen ab-
geschlossener Teil. In diesem Teil findet sich direkt hinter
dem Kurhaus der grosse Konzertplatz. Man kann hier auf der
Terrasse sitzend, und die Köstlichkeiten der Kurhausküche
und des Kurhauskellers geniessend, durch lange Monate vom
Frühling bis Herbst, bei den Klängen der Musik im Freien
weilen. Andere Konzertplätze finden sich in der Warmen-
Damm-Anlage, wo namentlich Sonntag vormittags häufig Pro-
menadekonzerte stattfinden, sowie in der nächsten Umgebung
der Kochbrunnen-Trinkhalle. Mit besonderer Gartenkunst
sind zwischen den wunderbaren alten Baumriesen des Kurparks' weite Sichten mit abwechslungsvollem Durchblick in
allen Teilen der Kurparkanlage geschaffen. In den sich weit
in die Täler erstreckenden öffentlichen Parkanlagen, die an
verschiedenen Stellen direkt Stadt und Wald verbinden, spielt
sich natürlich zu allen Zeiten des Tages ein grosser Teil des
Kurlebens ab. Jedenfalls ist für die Aufenthaltsmöglichkeit
im Freien in ausgedehntestem Maße gesorgt.

Musik und Theater, Geselligkeit, Sport und Spiel.

Zu all den äusseren Vorzügen gesellen sich als ein wesentlicher Bestandteil des Wiesbadener Kurlebens die g e i s t i g e n
G e n ü s s e , die den verwöhntesten Ansprüchen genügenden

g r o s s e n K o n z e r t e des Kur- und des Theaterorchesters,
zahlreiche belehrende und unterhaltende Vorträge, die reichen
Schätze des M u s e u m s und der L a n d e s b i b l i o t h e k.
Die berühmten Staatstheater unter der hervorragenden
Führung des Intendanten Dr. Hagemann zeigen in O p e r und
S c h a u s p i e l künstlerische Leistungen ersten Ranges, die
den Klassikern ebenso gerecht werden, wie dem Streben nach
dem Neuen und der Vermittlung des zeitgenössischen Ringens
um eine neue Kunst.

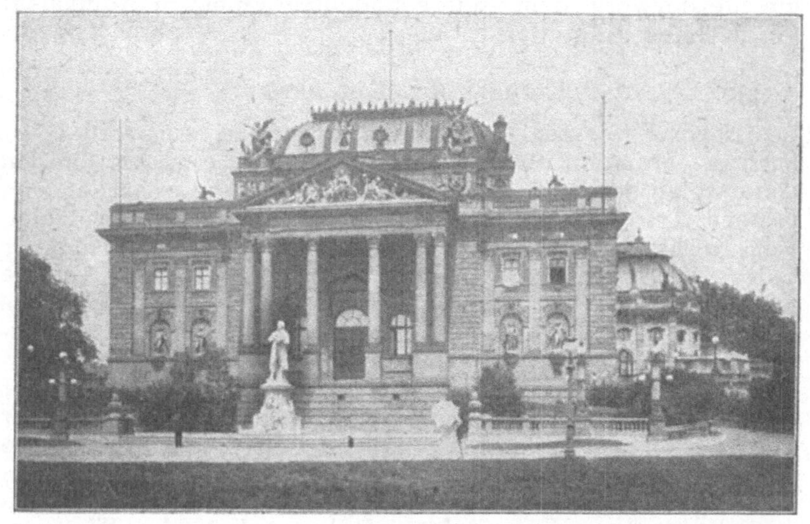

Staatstheater.

Für die P f l e g e d e r M u s i k ist Wiesbaden in der
ungewöhnlich glücklichen Lage über z w e i g r o s s e
O r c h e s t e r : das des Staatstheaters und über das städtische
Kurorchester zu verfügen, die sich ständig ergänzen und unter-
stützen, auch bei besonders festlichen Veranstaltungen zu-
sammen wirken. Der grosse gemischte Chor des „Cäcilien-
Vereins" leiht seine Unterstützung bei Oratorien und Chor-
werken. An der Spitze des städtischen Kurorchesters steht
eine auch ausserhalb Wiesbadens weit bekannte und geschätzte
Persönlichkeit, der städtische Musikdirektor Carl Schuricht.
Neben den regelmäßigen Abonnements- und Sinfonie-
Konzerten finden im Winter die berühmten Z y k l u s -
K o n z e r t e statt, zu denen die hervorragendsten Solisten
der Gegenwart herangezogen werden und in denen gleichmäßig
die klassischen wie die modernen Meister ihre Stätte finden.

62

Daneben g r o s s e E x t r a k o n z e r t e das ganze Jahr hindurch mit berühmten Dirigenten und Solisten; Kammermusik-Konzerte und belehrende musikalische Vorträge ergänzen das reiche Programm der musikalischen Veranstaltungen.

Damit ist aber der Kreis der Darbietungen der städtischen Kurverwaltung noch lange nicht erschöpft. Hingewiesen sei hier nur auf die Rheinfahrten, Feuerwerke, Illuminationen, Gartenfeste, Ballett- und Theatervorführungen im Freien während des Sommers, auf die Bälle, Tanztees, Gesellschaftsabende und auf die zahlreichen belehrenden, anregenden und unterhaltenden Vorträge und sonstigen Darbietungen während des Winters, die in den verschiedenen Sälen des Kurhauses regelmäßig veranstaltet werden. Für Unterhaltung der Kurgäste ist ferner durch G e s e l l s c h a f t s s p i e l e aller Art gesorgt.

Von grosser Bedeutung für die weitere Entwicklung des Wiesbadener Kunstlebens verspricht die Tatsache zu werden, dass kürzlich das frühere R e s i d e n z - T h e a t e r , von der Stadt käuflich erworben und der Leitung des Staats-Theaters mit unterstellt worden ist. In diesem schmucken kleinen Theater, das früher der Direktion des jetzigen Leiters der Kurverwaltung, Herrn Hofrat Dr. Rauch unterstand, wird hauptsächlich das klassische und moderne Schauspiel und Lustspiel gepflegt, ausserdem werden hier Spielopern aufgeführt.

S p o r t und S p i e l , die in Deutschland neuerdings so sehr im Aufschwung begriffen sind, wurden von jeher in Wiesbaden ganz besonders gepflegt. Hervorgehoben seien hier nur die wundervoll gelegene, im Besitz der Stadt befindliche R e n n b a h n in Erbenheim bei Wiesbaden, auf der im Sommer regelmäßig grosse Rennen abgehalten werden, der Golfplatz bei dem Chausseehaus, die vorbildlich angelegten T e n n i s p l ä t z e a n d e r B l u m e n - w i e s e , die Plätze für Hockeyspiel, Fussball usw. Der Klub von Wiesbaden, der die viel besuchten und von den ersten Pferdezüchtern beschickten Rennen leitet, lässt es sich angelegen sein, zusammen mit den übrigen Organisationen für Sport und Leibesübungen wie Turnen, Schwimmen, Laufen, Fussball, Segelsport, Leicht- und Schwer-Athletik usw. auf sportlichem Gebiet grosses zu leisten. Wiesbaden ist auf dem besten Wege, eine Sportzentrale allerersten Ranges zu werden. Für allen W a s s e r s p o r t ist von besonderer Bedeutung, dass Wiesbaden nunmehr seit der Eingemeindung von Schierstein a m R h e i n g e l e g e n i s t . Auch das bekannte S t r a n d b a d i n S c h i e r s t e i n ist damit in den Besitz und Betrieb der Stadt übergegangen.

VII. Die Kurstadt und ihre Umgebung.

Sehenswertes.

Die Entwicklung Wiesbadens war zu allen Zeiten mit Aufblühen und Förderung der Kur verknüpft. Altberühmte Baudenkmäler konnten sich hier nicht halten. All seine Entwicklung auch in baulicher Beziehung ist beeinflusst von dem leitenden Gedanken: der Pflege der Kranken, der Unterbringung und der Versorgung seiner Kurgäste das Beste und Förderlichste zu bieten. Und so ist es erklärlich, dass auch unter den baulichen Sehenswürdigkeiten der Stadt an erster Linie diejenigen stehen, die mit dem Kurleben in Zusammenhang sind, der dem grossen internationalen Verkehr dienende H a u p t b a h n h o f und die Kurbauten: K u r h a u s , K a i s e r - F r i e d r i c h - B a d , K o c h b r u n n e n a n l a g e , ferner eine überaus grosse Anzahl stattlichster und hochmoderner Hotels, die in technischer Vollkommenheit, Luxus und Ausstattung ihresgleichen suchen.

Das alles sind, wie viele künstlerisch hochstehende Privatvillen, Schöpfungen der jüngsten Blüteperiode Wiesbadens, ebenso wie T h e a t e r , B i b l i o t h e k und M u s e u m .

Wiesbaden besitzt seit 1893 in dem von Fellner und Hellmer errichteten Theaterbau ein ungewöhnlich grossartig angelegtes O p e r n - u n d S c h a u s p i e l h a u s von ausgeprägtem festlichem Charakter. Es enthält 1400 Sitzplätze und ist auf das reichste ausgestattet. Der Bau wurde später (1902) durch einen grossen prunkvollen Foyerbau ergänzt. Mit Recht ist das Wiesbadener Staatstheater (früher Hoftheater) weitberühmt, da von jeher hier neuzeitliche und klassische Kunst in gleich vollendeter Darstellung und Ausstattung geboten wurde.

Die L a n d e s b i b l i o t h e k ist ein auf das modernste eingerichteter Bau mit ungewöhnlich reichem Inhalt, der Einheimischen und Fremden eine Fülle von Anregung und Belehrung ermöglicht. Ein grosser allgemein zugänglicher Katalog, ein vorzüglich ausgestattetes Lesezimmer erleichtern in hervorragender Weise die Benutzung. Die Bändezahl der Bibliothek beträgt 205000.

Das N a s s a u i s c h e L a n d e s m u s e u m umfasst vor allem eine hochinteressante Sammlung von A l t e r t ü m e r n ; die geschichtliche und vorgeschichtliche Epoche Wiesbadens wird uns hier vorzüglich veranschaulicht. Ebenso stellen die

umfangreichen n a t u r w i s s e n s c h a f t l i c h e n S a m m -
l u n g e n ein lebendes Bild der Tierwelt Nassaus dar. Hoch-
interessant und sehr sehenswert ist die s t ä d t i s c h e G e -
m ä l d e g a l e r i e und die des Nassauischen Kunstvereins.
Das Museum ist untergebracht in einem von Prof. Fischer
1913—15 errichteten imposanten Gebäude, das auch einen
grossen Vortragssaal, ausgestattet mit allen für wissenschaftliche Vorträge nötigen Einrichtungen: Projektionsapparat etc.,
enthält.

Eine weit berühmte Sehenswürdigkeit in Wiesbaden ist
die g r i e c h i s c h e K a p e l l e , besonders schön und mit
ihrer goldnen Kuppel weithin sichtbar am Abhang des Nerobergs gelegen. In dem Inneren ist der R a t h a u s p l a t z das
eigentliche Charakteristikum der Stadt. In seiner Mitte steht
der Marktbrunnen, eines der wenigen Überbleibsel aus alter
Zeit, an anderer Stelle das Denkmal Wilhelms von Oranien.
Die einheitliche architektonische Gesamtwirkung des Platzes
wird durch die Stilbehandlung der ihn umschliessenden Gebäude erreicht: das R a t h a u s mit seiner breiten Freitreppe,
reichen Kuppeln und ragenden Türmen, Mädchenschule,
Marktkirche, Schloss und Wilhelmsheilanstalt.

Unter den k i r c h l i c h e n B a u t e n d e r S t a d t sind
ausser der erwähnten evangelischen Marktkirche vor allem
zu nennen: die katholische Pfarrkirche St. Bonifatius am
Luisenplatz, in germanischer Gotik gehalten mit reichausge-
stattetem Portal, ferner die schmucke Bergkirche und die
Ringkirche am Ende der Rheinstrasse. Es kommt weiter hinzu
die evangelische Lutherkirche sowie die katholische Trinitatis-
und Maria-Hilfkirche, die altkatholische Kirche, die Synagoge
auf dem Michelsberg mit interessantem Kuppelbau in
maurischem Stil, sowie die kleine aber hübsche englische
Kirche.

Auch sonst fällt uns beim Gang durch die Stadt manch
schmucker Bau auf, vielfach öffentliche Gebäude in ansehn-
licher Grösse, ihren praktischen Zwecken vortrefflich angepasst.

Eine hervorragende Sehenswürdigkeit ist ferner die Anlage des neuen S ü d f r i e d h o f s mit einer durch die hervorragenden Fresken Völkers ausgezeichneten Kapelle mit
Krematorium. Der „neue" wie der „alte" Friedhof in herr-
lichster Lage im Wald, sind mit zahlreichen künstlerisch hoch-
stehenden und interessanten Grabdenkmälern von Uphues,
Herter, Cauer u. a. m. geschmückt.

Wiesbaden hat der grossen Männer seiner vaterländischen
Geschichte und seiner eigenen verdienten und berühmten

Stadtgenossen in dankbarer Weise gedacht. Eine Reihe eindrucksvoller Denkmäler zieren die Strassen und Anlagen der Stadt: die Denkmäler Kaiser Wilhelms I., Kaiser Friedrichs, Bismarcks, ein Schillerdenkmal vor dem Theater, die Statue Gustav Freytags, der seinen Lebensabend in Wiesbaden verbrachte, die Bronzebüste Bodenstedts, des verdienten Landesgeologen Koch, des langjährigen Kurdirektors Ferdinand Heyl, des berühmten Wiesbadener Chemikers Fresenius.

Spaziergänge und Ausflüge.

Unmittelbar an die Kurstadt selbst, die mit ausgedehnten Parkanlagen und Promenaden die mannigfaltigste Gelegenheit zu schönen Spaziergängen bietet, schliesst sich der herrliche Buchenwald und dann das weitere Ausflugsgebiet des Taunus, dieses reizvollsten der deutschen Mittelgebirge. Allmählich ansteigende Höhenrücken, kleinere Waldspaziergänge mit wechselnden Reizen und langsam steigender Anforderung an den Wanderer liegen der Stadt zunächst und leiten allmählich in sanftem Übergang zu den steileren Höhen und weiten Waldstrecken über, die nur Sache des rüstigen Wanderers sind. So ergeben sich in dem Prozentsatz der Steigung schon in allernächster Nähe der Stadt die mannigfachsten Abwechselungen, die alle Voraussetzungen bieten, die die Terrainkur erfordert. Wegweiser, Ruhebänke, Schutzhütten und Farbenmarkierungen sind überall vorhanden; der Wiesbadener Verschönerungsverein und der Rhein- und Taunusklub Wiesbaden lassen sich die Pflege der Waldwege besonders angelegen sein.

Unter den näheren Spaziergängen in Wiesbaden ist zunächst das Gebiet des Sonnenberger Tals zu nennen; es ist das östlichste der erwähnten Zweigtäler, seine Talsohle ist zu einem Teil des Kurparks umgestaltet. An dem kleinen Rambach entlang führt der abwechslungsreiche Spaziergang durch das Grün. In einiger Entfernung erreichen wir die Blumenwiese mit ihren Spiel- und Tennisplätzen, in der Nähe davon die bekannten Weberschen Gärtnereien mit ihrem grossartigen durch die ganze warme Jahreszeit sich fortsetzenden Blumenflor. Dann weitet sich das Tal. Nach etwa halbstündigem Spaziergang erscheint vor uns das Kirchlein von Sonnenberg und über dem Ort die Burgruine, ein Überrest der Burg des Herzogs Adolf von Nassau. Auf der Wilhelmshöhe rechts und noch mehr auf dem sogenannten Bingert köstliche Panoramen der Umgebung Wiesbadens, ein Blick über den Taunus und in den Rheingau mit Wäldern, Hügeln und Ortschaften. Kellerskopf (475 m) und hohe Kanzel (593 m)

sind weitere Ausflugsziele, mit Aussichtstürmen besetzte Berg-
kuppen, zu denen der Weg gleichfalls durch das Sonnenberger
Tal führt.

Am vielseitigsten und mit der Stadt am engsten verbunden
ist das grosse Ausflugsgebiet des Nerotals. Schon
am Kochbrunnen schweift der Blick über die städtischen
Weinberge des Nerobergs. Ein kleines Bächlein, der
Schwarzbach, belebt das Nerotal. Die künstlerische Gestaltung
der gärtnerischen Anlage dieses Tales ist von jeher als eine
Sehenswürdigkeit betrachtet worden. Am Ende desselben,
nicht mehr als 20 Minuten vom Kochbrunnen entfernt, beginnt
der weithin gedehnte Buchenwald. Hier geht eine Bergbahn
auf den Neroberg (245 m), mit vielen reizvollen Blicken nach
allen Seiten. Auf der Höhe des die Stadt nach Norden ab-
schliessenden und von rauhen Winden bewährenden Berg-
rückens liegt das Jagdschloss Platte, das etwa in
1¼ Stunden Waldspaziergangs zu erreichen ist.

Zwischen Nerotal und Sonnenberger Tal ist das schmalere
Dambachtal gelegen, das den breiten Höhenrücken
zwischen den beiden genannten Tälern noch einmal gliedernd
durchfurcht. Es nähert sich von Nordosten her der Stadt,
gleichfalls von ungemein reizvollen Parkanlagen geschmückt.
Mannigfache Aussichtspunkte, Felsengruppen, hier und dort
eine kleine Quelle oder der Erinnerung geweihte Bäume
(Trauereiche, Trauerbuche, Kaiser-Friedrich-Eiche) beleben
die weiteren Spaziergänge.

Westlich liegt das Adams- und Wellritztal.

Für einen weiteren Spaziergang bildet das Chausseehaus ein lohnendes Ausflugsziel (290 m). Hier ist man schon
ein gutes Stück auf dem östlichen Hang der Hohen Wurzel
(613 m) emporgestiegen; von überall herrliche Blicke über
Täler und Höhen auf die Stadt und über den Rheingau. An
Gelegenheit, sich zu erfrischen, fehlt es nirgends. Direkt an
der Haltestelle der Bahn grosse Golfplätze. In geringer
Entfernung das Kaufmannserholungsheim. Ein
weiterer vielbeliebter Spaziergang vom Chausseehaus ist die
Tour nach Schlangenbad. Waldeinsamkeit und alle
Reize deutscher Mittelgebirgs-Landschaft wechseln auf dieser
Tour ab. Von Schlangenbad führt ein genussreicher Weg nach
den weinberühmten Orten des Rheingaus: Rauenthal,
Kiedrich, Eltville, das berühmte im Besitz der staatlichen
Weindomäne befindliche Kloster Eberbach usw. Eine Eisen-
bahn führt über den Taunus nach Langenschwalbach,
dem bekannten Stahl- und Moorbade. Von hier zieht das
Wispertal nach Lorch am Rhein, das Aartal nördlich zur Lahn.

Damit ist das Gebiet der weiteren Touren und tagelangen
Wanderungen mit ihren unerschöpflichen Reizen bereits be-
treten: Cronberg, Königstein und Falkenstein nach dem Feldberg (880 m), dem höchsten Gipfel des Taunus, nach dem Altkönig (789 m), nach dem Eppsteinertal mit seinen vorkeltischen
Ringwällen, nach der Saalburg, dem alten römischen Heer-
lager!

Das andere grosse Ausflugsgebiet der Wiesbadener Umgebung bietet der unvergleichliche R h e i n , von Wiesbaden
in kürzester Zeit mit der Strassenbahn zu erreichen. Wohl
niemand kann sich beim Spaziergang an seinen Ufern, bei
einem Blick von seinen Höhen, auf einer Fahrt mit dem Schiff
der unbeschreiblichen Wirkung deutscher Rheinlandschaft
entziehen.

Gerade die romantischsten Teile des Rheintals liegen hier
in unmittelbarer Nähe und sind bei den ausgezeichneten Verbindungen von Wiesbaden mit Eisenbahn, Schiff oder den
eleganten Autoomnibussen der Autoverkehrsgesellschaft schon
in halbtägigem Ausflug zu erreichen. Es sind Eindrücke, die
für das ganze Leben unvergesslich bleiben. Gar zu viele
Namen wären zu nennen, wollten wir den Rheinwanderer
begleiten nach Biebrich mit seinem alten Schlosspark, in das
„goldene" Mainz, in die weinberühmten Orte am Ufer des
Stroms und weiter hinab nach Koblenz und Köln mit seinem
ewigen Dome.

Zum Schlusse dieser, vom Magistrat der Stadt Wiesbaden
herausgegebenen, für Ärzte und Kurgäste, sowie für alle, die
sich für unser schönes Wiesbaden interessieren, bestimmten
Schrift soll der Hoffnung Ausdruck gegeben werden, dass dieselbe dazu beitragen wird, den Ruhm dieses s c h ö n s t e n
u n d g r ö s s t e n K u r o r t e s u n d H e i l b a d e s d e r
W e l t in immer weiteren Kreisen zu verbreiten.

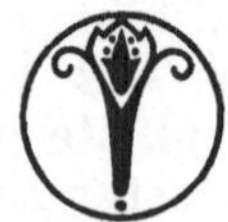